Carl-Auer

Gerhard Dieter Ruf

Einführung in die systemische Psychiatrie

2013

Umschlaggestaltung: Uwe Göbel
Satz: Verlagsservice Hegele, Heiligkreuzsteinach
Printed in the Czech Republic
Druck und Bindung: FINIDR, s. r. o.

Erste Auflage, 2013
ISBN 978-3-89670-852-6

Bibliografische Information der Deutschen Nationalbibliothek:
Die Deutsche Nationalbibliothek verzeichnet diese Publikation
in der Deutschen Nationalbibliografie; detaillierte bibliografische
Daten sind im Internet über http://dnb.d-nb.de abrufbar.

Carl-Auer Verlag GmbH
Vangerowstraße 14
69115 Heidelberg
Tel. 0 62 21-64 38 0
Fax 0 62 21-64 38 22
info@carl-auer.de

Inhalt

1 Die Entwicklung der systemischen Psychiatrie

Als ich vor vielen Jahren als Assistenzarzt in einer psychiatrischen Klinik tätig war, reichte das Geld im Gesundheitswesen aus, um für Langzeitpatienten Stationsurlaube in einem Ferienheim im Grünen zu finanzieren. In diesen Freizeiten geschahen manchmal Wunder: Chronifizierte Patienten zeigten Fähigkeiten, die ihnen niemand zugetraut hätte; sie waren plötzlich selbstständig, aktiv und hatten Antrieb. Wie war das zu erklären? Was passierte mit den Genen und dem Dopaminstoffwechsel der Patienten? Oder stand ihre Antriebsarmut in Zusammenhang mit den Lebensbedingungen, vielleicht als Folge fehlender Optionen und Sinnangebote in ihrem Leben?

Die Suche nach Antworten auf diese Fragen führte mich zur systemischen Therapie. Hier wurden über narrative Methoden neue, ressourcenorientierte Sichtweisen eingeführt und der Einfluss des Willens auf psychiatrische Symptome vergrößert. Wenn Betroffene an einer Erweiterung ihrer Denk- und Handlungsspielräume interessiert waren, ergaben sich oft verblüffend rasch Verbesserungen der psychischen Symptomatik. Zu meiner Überraschung machte ich aber auch immer wieder die Erfahrung, dass meine Ideen auf Desinteresse und Unverständnis stießen. Ressourcenorientierte Ideen waren nicht immer gewünscht, und die defizitorientierte Diagnose einer psychischen Erkrankung gab Patienten und Angehörigen eine Erklärung, mit der sie gut leben und Hilfen des Sozial- und Gesundheitswesens in Anspruch nehmen konnten, ohne sich für die vorliegenden Probleme schuldig fühlen zu müssen. Bei meinen Vorträgen und Seminaren erlebte ich eine ähnliche Polarisierung. Während viele Fachleute von der Leichtigkeit systemischen Denkens und Handelns fasziniert waren, fühlten sich andere in ihrer Helferrolle nicht genügend gewürdigt, wenn das Denken in Krankheitskategorien hinterfragt wurde.

Die Einordnung nicht verstehbaren Verhaltens als Krankheit stellte in der historischen Entwicklung einen großen Fortschritt dar, nachdem man in früheren Jahrhunderten Betroffene als Hexen verbrannt, in Ketten gelegt und mit der Unterstellung von Böswilligkeit gezüchtigt hatte. Schließlich nahm sich die Medizin dieser Menschen an, billigte ihnen eine Krankenrolle zu und entlastete sie von Verantwortung für ihr Handeln (Kraepelin 1917/2006). Die psychiatrische Forschung fokussierte seitdem auf die Untersuchung von organischen oder psychischen Defiziten und entwickelte Krankheitstheorien, bei denen Funktionsdefizite als Erklärung der psychischen Störungen im Mittelpunkt standen.

In den 70er- und 80er Jahren des vergangenen Jahrhunderts entstanden neue Erklärungsmodelle. Man erforschte die Kommunikation in Familien mit einem psychisch kranken Mitglied und fand, dass psychiatrische Symptome in ihrem sozialen Kontext einen Sinn ergeben und sich als Ressource erweisen können. Aus der Familientherapie heraus wurden seitdem systemische Konzepte und Therapieverfahren bei verschiedenen psychischen Störungen entwickelt. Die Systemtheorie Luhmanns (1984) und der radikale Konstruktivismus (von Glasersfeld 1997) lieferten dafür die theoretischen Grundlagen.

In den folgenden Jahren wurden systemische Ansätze bei psychiatrischen Störungen vor allem durch die Mailänder Gruppe um Selvini Palazzoli (Selvini Palazzoli et al. 1975, 1999) und die Heidelberger Gruppe um Stierlin (Stierlin 1981; Simon 1988, 1990; Retzer 1994; Schweitzer u. Schumacher 1995) weiterentwickelt und gewannen an Bedeutung. Im Jahr 2005 entstand mein Lehrbuch der systemischen Psychiatrie (Ruf 2005). Mit dem SYMPA-Projekt führte die Arbeitsgruppe um Jochen Schweitzer systemisches Arbeiten in die Akutpsychiatrie ein (Schweitzer u. Nicolai 2010). Eine am skandinavischen Modell (Seikkula et al. 2003; Seikkula u. Olson 2006) orientierte und dem systemischen Ansatz nahestehende integrierte Versorgung wurde von Thomas Bock vom Universitätsklinikum Hamburg-Eppendorf initiiert (vgl. Lambert, Bock et al. 2010). Systemische Therapie wurde im Jahr 2009 vom Wissenschaftlichen Beirat Psychotherapie wissenschaftlich anerkannt (Wissenschaftlicher Beirat 2009) und ist damit auch als Therapieverfahren bei der Facharztausbildung Psychiatrie und Psychotherapie sowie Kinder- und Jugendlichenpsychiatrie und -psychotherapie in Baden-Württemberg zugelassen.

So stehen nun defizitorientierte Krankheitsmodelle der klassischen Psychiatrie und ressourcenorienterte Sichtweisen als unterschiedliche Konstrukte nebeneinander. Ich möchte eine systemische Metaposition einnehmen und das defizitorientierte wie auch das ressourcenorientierte Modell psychischer Störungen als Wirklichkeitskonstruktionen sehen, die an ihrer jeweiligen Nützlichkeit gemessen werden. Die Entscheidung über die Nützlichkeit trifft letztendlich der Patient.

> Wenn ein depressiver Mensch sich aus dem sozialen Umfeld zurückzieht, könnten eine genetische Neigung zu depressiven Reaktionen und geringe soziale Kompetenzen als Defizit eingeordnet werden, während seine Fähigkeit, durch den Rückzug Stress zu reduzieren und Hilfen durch die Familie zu aktivieren, eine Ressource darstellt; wenn er Unterstützung durch das Gesundheitswesen erwartet, braucht er eine defizitorientierte Diagnose; falls er aber aktiv an einer Verbesserung seiner Problemlösekompetenzen mitarbeiten möchte, sollte er eine ressourcenorientierte Therapie machen.

Die *systemische Psychiatrie* ist in ihrer *Metaposition* neutral bezüglich verschiedener Konstrukte über psychische Störungen. Sie distanziert sich aber von dem Absolutheitsanspruch mancher Vertreter einer biologischen Psychiatrie. Dass das vorliegende Buch fast ausschließlich die ressourcenorientierte

Position beschreibt und konventionelle Theorien und Behandlungen kaum erwähnt, soll diese Konstruktneutralität (Retzer 2004, vgl. S. 37) nicht infrage stellen. Weil es schon unzählige Bücher über die klassische Psychiatrie gibt, sollen hier die neuen, ressourcenorientierten Sichtweisen und Vorgehensweisen beschrieben werden.

Man kann bei psychischen Störungen eine *multifaktorielle Genese* im biologischen, psychischen und sozialen System mit komplex verwobenen Ursache-Wirkungs-Beziehungen annehmen. Anlagebedingte Faktoren, Denkprozesse und soziale Belastung oder Unterstützung wirken zusammen. Beispielsweise werden psychische Probleme und Störungen durch die Wirklichkeitskonstruktionen (vgl. S. 19) der Betroffenen über die jeweilige Störung und über entsprechende Hilfsmöglichkeiten beeinflusst; sozialer Stress bedingt eine Ausschüttung von Stresshormonen und damit Schlafstörungen bis hin zu depressiven Störungen mit der Folge von vermehrtem Stress; die psychische Störung eines Mitglieds belastet die Familie, und die Reaktionen der Familie wirken auf die psychische Störung. Im vorliegenden Buch werden die biologischen Prozesse weitgehend ausgeklammert und zirkuläre Prozesse im psychischen und sozialen System als störungsspezifische Muster beschrieben, die in charakteristischer Weise zur Aufrechterhaltung der Störung beitragen. Das systemische Vorgehen fokussiert auf die *Wirklichkeitskonstruktionen* der Betroffenen, spiegelt ihnen metaphorisch solche zirkulären Prozesse und bietet alternative Wirklichkeitskonstruktionen an. Diese neuen Sichtweisen können Veränderungen beim Betroffenen und bei der Familie anstoßen und sollen ihnen zu besseren Lösungen für ihre Lebensprobleme verhelfen.

Dieses Buch stellt eine Einführung in die systemische Psychiatrie dar, soll einen Überblick geben und dem Leser Lust machen, sich vertiefend mit dem Thema zu beschäftigen, an dem kaum ein Berater oder Therapeut vorbeikommt. Wer eine detailliertere Information zu den verschiedenen Störungsbildern und zu systemischen Interventionsmöglichkeiten sucht, dem empfehle ich eine Vertiefung des Stoffes in meinem Lehrbuch (Ruf 2005).

Noch eine Anmerkung zum Schreibstil: In medizinischen Kontexten sind die Begriffe Patient oder Patientin, in sozialpsychiatrischen Kontexten Klient oder Klientin geläufiger. Ich verwende der Einfachheit halber diese Begriffe weitgehend synonym. Bei der Verwendung der männlichen Form ist immer die weibliche Form mitgemeint, bei der Verwendung der weiblichen Form auch die männliche, sofern dies nicht durch den Kontext ausgeschlossen ist.

2 Grundlagen der systemischen Psychiatrie

2.1 *Krankheiten und Diagnosen*

Im Gesundheitswesen wird mit der Leitunterscheidung krank/gesund gearbeitet, d. h., ein Beobachter muss eine Grenze ziehen (Spencer-Brown 1969) zwischen dem, was er als krank definiert, und dem Bereich des Nichtkranken. Krankheit ist damit ein Merkmal der Beobachtung und nicht der beobachteten Phänomene (Simon 1995). In der Gesellschaft wird ausgehandelt, was als krank zu gelten hat und was nicht. Im *Begriff »Krankheit«* wird die Beschreibung von Phänomenen, den Symptomen, und die Erklärung über die Entstehung dieser Symptome vermischt. Die Erklärungen limitieren die Denk- und Handlungsspielräume und geben den Rahmen vor, innerhalb dessen die psychiatrische Therapie wie auch die Selbsthilfe der Betroffenen geschieht.

In der *klassischen Psychiatrie* sind die Diagnoseklassifikationen ICD-10 (Dilling et al. 1993) und DSM-IV (Saß et al. 1996) Grundlage für die tägliche Arbeit und die Abrechnung mit den Krankenkassen. Dabei wird der Beobachtungsrahmen auf das Individuum begrenzt, und es wird eine Funktionsstörung in diesem Individuum angenommen. Diese Erklärung der Symptome als Funktionsstörung im Individuum hat weitreichende Konsequenzen. Um die Funktionsstörung zu beheben und den Betroffenen zu entlasten und zu unterstützen, werden medizinische und soziale Maßnahmen in die Wege geleitet. Der Betroffene wird von Verantwortung entlastet, darf sich aus Familienpflichten zurückziehen, wird krankgeschrieben oder bekommt Rente. Diesen positiven Effekten stehen aber Einschränkungen der Freiheitsgrade im Leben und eine Stigmatisierung gegenüber. Hoffnungslosigkeit und die Idee der

Unheilbarkeit der Störung können in eine sich selbst erfüllende Prophezeiung münden und Chronifizierung fördern (vgl. von Schlippe u. Schweitzer 1996, S. 110 ff.).

Die *systemische Psychiatrie* erweitert den Beobachtungsrahmen vom Individuum auf das System, insbesondere auf den sozialen Kontext. Basierend auf Überlegungen des radikalen Konstruktivismus (von Glasersfeld 1997, vgl. S. 19) und der Systemtheorie Luhmanns (1984), werden psychische Störungen oder »Krankheiten« nicht als »Wirklichkeit«, sondern als Zuschreibungen eines Beobachters aufgefasst, quasi als Etiketten für bestimmte Verhaltensweisen, die in der üblichen Kommunikation unserer Kultur nicht erklärbar sind. Das systemische unterscheidet sich vom Menschenbild der klassischen Psychiatrie vor allem durch die Ressourcenorientierung. So können psychische Störungen auch als Zeichen einer Krise gesehen werden, zu deren Überwindung der Patient grundsätzlich fähig ist. Der Patient wird in die Entscheidungsfindung hinsichtlich des weiteren Vorgehens zur Abklärung und Überwindung der Krise einbezogen und bestimmt die Ziele innerhalb der Rahmenbedingungen des Gesundheitswesens, sofern er dazu in der Lage ist und keine Selbst- oder Fremdgefährdung vorliegt. Bei der stationären Behandlung wird mit ihm über Sinn, Inhalt und Dauer des Aufenthalts verhandelt. Wenn Zwangsmaßnahmen notwendig sind, sollte der Behandler dem Patienten ihre Notwendigkeit verdeutlichen und gegebenenfalls erklären, zwischen welchen unterschiedlichen Kontrollprozeduren er auswählen kann bzw. durch welche eigenen Handlungsweisen er den Behandler zu welchen Kontrollprozeduren bewegen wird (Schweitzer u. Nicolai 2010). Dem Patienten wird so die maximal mögliche Autonomie zugestanden. Die systemische Betrachtung der Symptome im sozialen Kontext bedingt eine Einbeziehung der Bezugspersonen, z. B. in Familiengesprächen, wann immer dies möglich und erwünscht ist.

Wer in psychiatrischen Kontexten arbeitet, muss mit Kollegen kommunizieren, Gutachten erstellen und mit Krankenkassen abrechnen. Dazu sind *Diagnosen* notwendig, auch wenn sie nach defizitorientierten Kriterien gestellt werden. Aus systemischer Sicht können Diagnosen als ein besonderes »Sprachspiel« (Wittgenstein 1984; vgl. auch Boscolo u. Bertrando 1996, S. 65 ff.) betrachtet werden, das ohne Absolutheitsanspruch Hinweise auf bevorzugte Muster im psychischen und sozialen System geben kann und somit bei der therapeutischen Hypothesenbildung hilft. Insofern werde ich mich auch im vorliegenden Buch an Diagnosen orientieren.

2.2 Das systemische Modell psychischer Störungen

2.2.1 Die Systeme des Lebens

Nach der Systemtheorie Luhmanns (1984) können im menschlichen Leben folgende Systeme unterschieden werden: Das biologische System umfasst den Körper, die Nervenzellen, das Gehirn; das psychische System ist das Bewusstsein, die Gedanken und Gefühle; das soziale System besteht aus Kommunikation und Verhalten (Abb. 1). Diese drei Systeme sind durch vielfältige Rückkopplungsprozesse, d. h. kybernetisch (von Foerster 1999), miteinander verflochten. Für solche Systeme, die sich in einer sich dauernd verändernden Umwelt dadurch stabilisieren, dass sie sich selbst organisieren und mit der Umwelt weiterentwickeln, prägte Maturana (1982) den Begriff »autopoietische Systeme«. Autopoietische Systeme produzieren und reproduzieren die Elemente, aus denen sie bestehen, durch diese Elemente selbst: Biologische Systeme bestehen aus Zellbausteinen bzw. Zellen und bilden wiederum Zellbausteine und Zellen; psychische Systeme bestehen aus Bewusstsein, Gedanken und Gefühlen und bilden neue Gedanken und Gefühle; soziale Systeme, wie die Familie oder Gesellschaft, bestehen aus Kommunikation, die zu weiterer Kommunikation führt und sich so aufrechterhält. Soziale Systeme bestehen nach Luhmann also nicht aus Menschen; so ist es für das soziale System Familie unwichtig, ob die Tochter ein Muttermal (das wäre das biologische System) am Rücken hat; es wird nur dann wichtig, wenn die Tochter ihre Angst vor Hautkrebs äußert und es so in die Kommunikation einbringt.

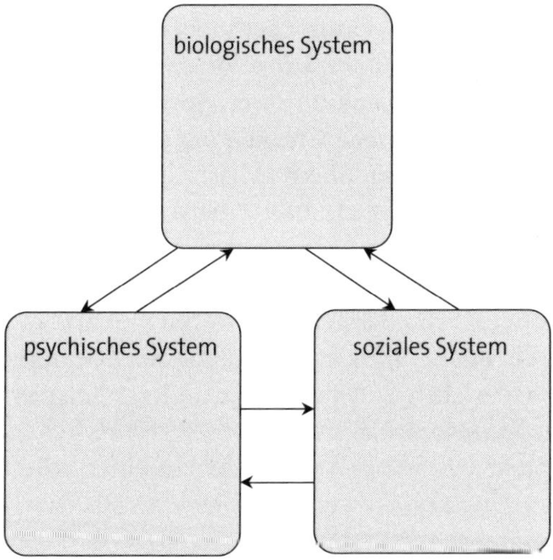

Abb. 1: Die Systeme des menschlichen Lebens (modifiziert nach Retzer 2003, S. 749)

2.2.2 Zirkularität statt Kausalität

Das biologische, das psychische und das soziale System sind in einer Koevolution entstanden und nicht isoliert voneinander denkbar (Luhmann 1984). Diese Systeme stabilisieren sich durch zirkuläre Prozesse, also durch Rückkopplungen. Wie alle Lebensabläufe können auch psychische Störungen durch solche zirkulären Prozesse aufrechterhalten werden (Ruf 2005). Die Systeme sind strukturell gekoppelt und können sich an bestimmten Schnittstellen wechselseitig beeinflussen, irritieren, deformieren oder verstören, aber niemand kann durch eine instruktive Interaktion vorausbestimmen, wie das irritierte System dann reagiert; das irritierte System reagiert nach seinen eigenen internen Gesetzmäßigkeiten. So kann z. B. Psychotherapie die Psyche eines Menschen genauso wenig direkt beeinflussen wie pädagogische Maßnahmen; sie kann die Psyche aber irritieren oder anregen, sodass sie darauf mit einer Veränderung reagieren kann, aber niemals muss.

Das *biologische System* kann zu einer Vulnerabilität für psychische Störungen und zu ihrer Aufrechterhaltung beitragen. So können genetische Anlagen oder auch Veränderungen der Gehirnentwicklung durch Missbrauchserlebnisse in der Kindheit (McGowan et al. 2009) die Anfälligkeit für psychische Störungen erhöhen. Werden bestimmte Gehirnareale z. B. infolge eines depressiven Rückzugs nicht benutzt, so werden entsprechende Verbindungen der Nerven (Synapsen) abgebaut (vgl. Huether et al. 1999), sodass es mit der Zeit immer schwerer fällt, wieder aktiv zu werden. Ein anderes Beispiel für einen zirkulären Prozess ist die sich selbst aufrechterhaltende Angst und Wachheit bei Stress: Stress führt zu einer erhöhten Freisetzung von Stresshormonen, die über eine positive Feedbackschleife zusätzliche Stresshormone freisetzen und die Angst erhöhen (Huether 1996).

Im *psychischen System* können problematische Denkmuster zu einer Vulnerabilität für psychische Störungen führen. Bateson (1969) hat dafür den Begriff »erkenntnistheoretische Irrtümer« geprägt. Wenn z. B. jemand im Alles-oder-nichts-Muster denkt, nur Schwarz und Weiß sieht und Grautöne fehlen, wird er mit der Umwelt Schwierigkeiten bekommen. Andere sind Freund oder Feind, dazwischen gibt es nichts; und weil niemand immer nur gut erscheinen kann, bleiben schließlich nur noch Feinde übrig. Mit diesem Muster provozieren Borderline-Patienten eine feindselige Umgebung, sodass ihre vorbestehende Erwartung von Feindseligkeit erfüllt wird und sich ihre Denkweise selbst bestätigt (Kernberg 1975). Solche problematischen und sich selbst zirkulär bestätigenden Denkmuster können nicht nur zu einer Vulnerabilität führen, sondern eine psychische Störung auch aufrechterhalten. So werden bei der Entstehung des Wahns zirkuläre Prozesse angenommen; die aus Verfolgungsideen resultierende Angst führt zu Denk- und Verhaltensweisen, die diesen Wahn bestätigen (Freeman 2007). Angststörungen werden durch folgenden Kreislauf stabilisiert: Die Patienten versuchen, angstauslösende Impulse in Richtung Autonomie und Verantwortungsübernahme zu unterdrücken und zudem die Angst im Bewusstsein unter Kontrolle zu halten; weil man aber an die Angst denken muss, die man unterdrücken möchte, rückt man sie nun erst recht in das Bewusstsein, versucht dann eine noch stärkere Kontrolle usw. (Schumacher 2008).

Im *sozialen System* kann eine Vulnerabilität für die Entstehung psychischer Störungen z. B. durch Traumatisierungen erfolgen. Zirkuläre soziale Prozesse können zur Aufrechterhaltung und Stabilisierung psychischer Störungen beitragen. Bei affektiven Störungen (vgl. Retzer 1994, 2004; Ruf 2005; Linares u. Campo 2003) kann das Freisprechen von Verantwortung für manisches Verhalten oder für depressiven Rückzug die Symptome verstärken. Die abwertende und Festlegungen vermeidende Kommunikation in Familien mit einem als psychotisch diagnostizierten Mitglied begünstigt psychotische Verhaltensweisen und hält sich selbst aufrecht (Selvini Palazzoli et al. 1975, 1999; Simon 1988, 1990; Retzer 1994, 2004; Ruf 2005). Bei Suchterkrankungen (Thomasius et al. 2002; Klein 2002) unterstützt das familiäre Geheimhalten des Suchtproblems die Sucht. Ein eher alltägliches Beispiel für soziale zirkuläre Prozesse ist die von Jürg Willi (1990) beschriebene Kollusion; wenn z. B. ein Ehepartner sich besonders passiv verhält, gleicht das der andere durch besonders aktives Verhalten aus, aber dann wird der passive noch passiver, der aktive noch aktiver usw. Auch »normale« Beziehungen werden durch solche zirkulären Prozesse stabilisiert: Man stellt sich aufeinander ein und weiß, wie der Partner reagiert. Dadurch reduziert man Komplexität und Unsicherheit.

Das Ehepaar Müller (Name geändert) wurde von der Paartherapeutin an mich verwiesen, weil die Paartherapie wegen der immer wieder eskalierenden und von beiden Seiten gewalttätig ausgetragenen Auseinandersetzungen stagnierte. Ich sollte beiden Beruhigungsmittel verordnen. Nachdem dies erfolglos geblieben war, beendete die Therapeutin die Paartherapie und empfahl beiden eine Einzelpsychotherapie. Herr Müller begann eine Einzeltherapie bei mir und konnte nach einigen Gesprächen seine Aggressionen reduzieren. Dennoch kam es zur Trennung. Seine Frau litt darunter sehr und wurde ein halbes Jahr später psychotisch in die Klinik eingewiesen. Die nun diagnostizierte Krankheit dominierte in der Folgezeit die Kommunikation zwischen beiden und ließ die früheren Streitthemen in den Hintergrund rücken. Die Aggressionen waren bei beiden verschwunden und blieben bis heute weg. Herr Müller zog wieder in die gemeinsame Wohnung ein und versorgte die Kinder. Frau Müller zeigt sich seit der Klinikentlassung antriebsarm, macht wenig im Haushalt und wird von Mann und Kindern unterstützt. Sie wehrt sich erfolgreich gegen meine mehrfachen Angebote, die familiären Probleme in einer Paartherapie zu bearbeiten. Sie hat offensichtlich gelernt, dass ihre psychotischen Symptome die Familie wieder zusammengebracht und zum Ende der aggressiven Auseinandersetzungen geführt haben; dies scheint nach der Klinikentlassung ihre als Residualsyndrom diagnostizierte Passivität zu fördern, diese wiederum verhindert aggressive Auseinandersetzungen usw. Ungeachtet der biologischen Prozesse, kann man aus systemischer Sicht eine Stabilisierung der psychotischen Symptomatik durch diesen zirkulären Prozess im sozialen System annehmen.

In Abwandlung des bisher in der Psychiatrie üblichen Vulnerabilitäts-Stress-Modells (Zubin a. Spring 1977) kann auf diese Weise eine Vulnerabilität nicht nur für Schizophrenien, sondern für psychische Störungen allgemein in den drei Systemen beschrieben werden. Kommt zur Vulnerabilität eine besondere Belastung hinzu, dann stört dieser Stressor die Prozesse in den Systemen, und es entwickeln sich psychiatrische Symptome. Man kann diese Vorgänge der Selbstorganisation mithilfe der Synergetik (Haken 1981, 2003) als Phasenübergang von einem Ordnungszustand in einen neuen beschreiben. Die entstandenen psychiatrischen Symptome erhalten sich dann in zirkulären Prozessen selbst aufrecht. Wie in dem Beispiel des Ehepaars Müller wird dabei häufig der Stressor durch die Symptomatik reduziert oder ausgeschaltet, was zur Aufrechterhaltung der Symptomatik beiträgt (Abb. 2).

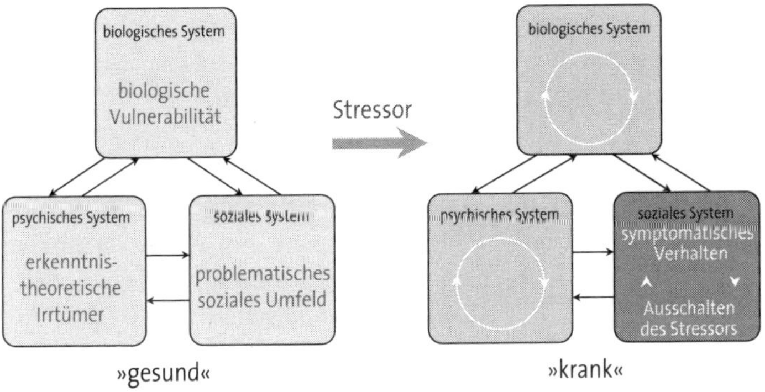

Abb. 2: Ein systemisches Modell psychischer Störungen

2.2.3 Der radikale Konstruktivismus

Der radikale Konstruktivismus (von Glasersfeld 1997) geht davon aus, dass wir unsere Sicht der Wirklichkeit konstruieren und diese Wirklichkeitskonstruktionen nicht »wahr« sind, aber sich wie eine Landkarte mehr oder weniger als nützlich erweisen können. In psychiatrischen Kontexten geht es dabei um die Wirklichkeitskonstruktionen zu Problem und Problemlösung, Störung und Normalität, Krankheit und Therapie. Problematische Wirklichkeitskonstruktionen können Probleme und Leiden verursachen; bessere Wirklichkeitskonstruktionen können das Leben oder Zusammenleben in der Familie erleichtern und manchmal das Denken in Krankheitskategorien überflüssig machen. Die psychiatrische und therapeutische Tätigkeit spielt sich oft zwischen den Polen defizitorientierte versus ressourcenorientierte Sichtweisen ab.

2.2.4 Funktionsstörung versus Ressource

Bei einer systemischen Betrachtung wird der Beobachtungsrahmen erweitert und der gesellschaftliche Prozess bei der Erklärung der Symptome einbezogen. Symptome zeigen sich im sozialen System der Kommunikation. Statt auf eine Funktionsstörung könnte man ressourcenorientiert auch auf die damit verbundenen besonderen Fähigkeiten fokussieren. Die defizitorientierte und die ressourcenorientierte Sichtweise können als gegenseitige Ergänzung nebeneinanderstehen.

Stellen Sie sich folgende Situation vor: Ein geistig Behinderter schreit in einer familiären Konfliktsituation, lenkt dadurch vom Streit der Eltern ab, zieht ihre Aufmerksamkeit auf sich und bekommt mehr Zuwendung. Bei einer defizitorientierten Betrachtungsweise beschreibt man die Unfähigkeit des Behinderten, seine Wünsche nach familiärer Harmonie und nach Zuwendung durch die Eltern verbal zu formulieren; die therapeutische Konsequenz könnte eine neuroleptische Behandlung oder eine pädagogische Anleitung zur besseren Kommunikation sein. Ressourcenorientiert, fokussiert man auf seine Fähigkeit, durch Schreien Zuwendung und einen harmonischeren Umgang der Eltern miteinander zu erreichen; man könnte dieses Muster in einer Familientherapie bewusst machen und nach besseren Lösungen im Umgang miteinander suchen. Keine dieser Sichtweisen ist falsch, keine ist besser als die andere, beide ergänzen einander. Man könnte lediglich im Hinblick auf eine im Einzelfall gewünschte Zielerreichung abwägen, welche der beiden Sichtweisen bezüglich des jeweiligen Ziels nützlicher erscheint. Beim Wunsch nach einem Beruhigungsmittel ist die defizitorientierte Sichtweise besser, beim Wunsch nach einer verbalen Problemlösung die ressourcenorientierte.

Mit der Deutung der Symptome als »Fähigkeit« wird der Begriff »Krankheit« aus einer Metaperspektive infrage gestellt. Beides sind mögliche Konstrukte zur Erklärung von Verhaltensweisen, die im gewohnten sozialen Rahmen nicht erklärbar und somit »unnormal« erscheinen und üblicherweise als Krankheitssymptome eingeordnet werden. Mit einer Konstruktneutralität (Retzer 1994, 2004; vgl. hier S. 51) können beide Konstrukte hypothetisch als gleichwertige Möglichkeiten bezüglich ihrer jeweiligen Nützlichkeit in einer konkreten Situation durchgesprochen werden. Dadurch werden die Denk- und Handlungsoptionen des Patienten bzw. seiner Familie erweitert und vorhandene Ressourcen aktiviert. Defizit- und ressourcenorientierte Maßnahmen können parallel und gleichzeitig stattfinden, z. B. eine medikamentöse Behandlung und eine Familientherapie.

2.2.5 Willensfreiheit

Bei der defizitorientierten Betrachtung bedeutet symptomatisches Verhalten, dass der Patient sich nicht anders verhalten *kann*, während Ressourcenorientierung stattdessen die Möglichkeit des Nicht*wollens* einführt. Die damit angebotene Deutung unterstellt als neues Narrativ in diesem Punkt Willensfreiheit. Philosophisch gesehen, setzt Willensfreiheit Wünsche voraus, mit denen man sich identifizieren kann. »Mein Wille ist frei, weil er der Wille ist, den ich haben möchte« (Bieri 2001, S. 399). Erst ein Kennenlernen der eigenen Wünsche führt zu einem freien Willen und zur Ausbildung eines Selbst:

> »Die Aneignung des Willens ist nicht etwas, was ein Selbst, das es zuvor schon gibt, in Gang setzt. Das Selbst ist, umgekehrt, etwas, das sich erst durch die Aneignung herausbildet« (ebd., S. 414).

Wenn Menschen mit psychischen Störungen gewisse Denk- und Verhaltensoptionen nicht kennen, können sie sich auch nicht dafür entscheiden und sind in ihrem Willen diesbezüglich unfrei. So kann ein einseitiges biologisches Krankheitsmodell sowohl bei Betroffenen als auch bei Familienangehörigen die Idee prägen, eine willentliche Veränderung sei nicht möglich, und damit unfrei machen. Bei Zwangsstörungen oder Suchterkrankungen können sich Betroffene nicht mit ihrem Willen zu Zwangshandlungen oder Suchtmittelkonsum identifizieren; auch hier muss man von Unfreiheit ausgehen (vgl. ebd., S. 259, 396).

In einer *systemischen Therapie* werden problematische und einschränkende Denk- und Verhaltensmuster gestört und neue Narrative angeboten, mit denen sich Betroffene und Familienangehörige identifizieren können, um die Optionen und damit auch die Willensfreiheit zu erweitern (Fischer 2009). Der eigene Wille kann dann neu artikuliert werden.

> »In dem Maße, in dem die Aneignung des Willens auf Artikulation und Verstehen beruht, handelt es sich um einen Erkenntnisprozess. Wachsende Erkenntnis bedeutet wachsende Freiheit. So gesehen, ist Selbsterkenntnis ein Maß für Willensfreiheit« (Bieri 2001, S. 397).

Heinz von Foerster formulierte dies als ethischen Imperativ: »Handle stets so, dass die Anzahl der Wahlmöglichkeiten größer wird« (von Foerster 1999, S. 41).

Bei Schizophrenien und bipolaren Störungen wie auch bei vielen anderen Störungen zeigen Studien, dass im Laufe einer systemischen Therapie die Verhaltensspielräume erheblich erweitert werden können (von Sydow et al. 2007; Retzlaff et al. 2009). Das vorher symptombedingt angenommene Nichtkönnen wird im ersten Schritt zum Nichtwollen umgedeutet und kann im zweiten Schritt aufgegeben werden, wenn das Aufgeben der Symptome den neu verstandenen eigenen Wünschen entspricht.

Methodisch (Ruf 2005; Schweitzer u. von Schlippe 2006) wird im Gespräch hypothetisch die Möglichkeit eingeführt, dass der Patient möglicherweise gute Gründe für sein symptomatisches Verhalten haben könnte; die positiven oder negativen Konsequenzen werden erörtert und die Vor- und Nachteile der Sichtweise des Nichtkönnens gegenüber der Sichtweise des Nichtwollens abgewogen. Folgende Fragen können gestellt werden: »Angenommen, Ihr Mann hätte gute Gründe, sich manisch zu verhalten: Welche Gründe könnten das sein? Falls sich in der Therapie herausstellen würde, dass Ihr Mann das manische Verhalten auch bleiben lassen könnte, welche Konsequenz hätte das für Ihre Beziehung?« Eine Symptomverschreibung (Selvini Palazzoli et al. 1975) kann als paradoxe Verhaltensübung gegeben werden: »Wenn Sie das Bedürfnis nach mehr Freiheit haben, verhalten Sie sich ab und zu so, als ob Sie manisch wären, auch wenn Sie es gerade nicht sind.« Führt der Patient diese Übung durch, zeigt er, dass er das symptomatische Verhalten bewusst steuern kann; führt er sie nicht aus und unterlässt das symptomatische Verhalten, ist das Problem ebenfalls gelöst. In beiden Fällen nimmt die willentliche Beeinflussbarkeit der Symptome zu; die Symptome können nicht mehr unbewusst eingesetzt werden, weil der Patient dann immer an die Aufgabe der Symptomverschreibung denken muss.

2.2.6 Die Sinndimension

Die *Sinndimension* spielt in der klassischen Psychiatrie kaum eine Rolle und ist doch für das Selbstverständnis, die Lebensziele und die Veränderungsmotivation der Menschen von enormer Bedeutung. Frankl (1979) hält die Sinnerfüllung für eine notwendige Voraussetzung der Selbstverwirklichung. Nach einer Studie suchen die meisten psychotischen

Patienten einen Sinn im Erlebnis der Psychose; bei Patienten, die ein persönliches Wachstum in diesen Erfahrungen sehen, scheint die Psychose günstiger zu verlaufen (Klapheck et al. 2012).

Nach der *Systemtheorie* hilft Sinn bei der Konstruktion von Geschichte, indem er es ermöglicht, aus der Komplexität der Vergangenheit und der möglichen Zukunft bestimmte Ereignisse auszuwählen und sie zu einer Erzählung zu verbinden (Luhmann 1984). Solche Erzählungen helfen, die Widersprüche und Konflikte des sozialen Lebens in unserer Kultur zu ertragen (Bruner 1990). Das gilt sowohl für die Menschheitsgeschichte als auch für individuelle Lebensgeschichten. Sinn ist wichtig für die Ausbildung des Selbst und der Selbstdefinition in Beziehungen.

Man kann Sinn in Arbeit, im Faulenzen oder im Reisen finden und in entsprechenden Beziehungskontexten zufrieden leben. Es kann aber auch sein, dass eine *psychiatrische Störung* Sinn hat, indem sie z. B. Aufmerksamkeit verschafft, ein Nähe-Distanz-Problem löst oder den Familienzusammenhalt verbessert. Das Etikett der Diagnose macht diesen Sinnzusammenhang unsichtbar und entlastet den Betroffenen von Verantwortung und Schuld, weil die Gesellschaft davon ausgeht, dass der psychisch Kranke sich nicht anders verhalten kann. Das defizitorientierte Sprachspiel (Wittgenstein 1984) der »psychischen Krankheit« hat dann Sinn und gibt einen »sekundären Krankheitsgewinn«.

Wenn Betroffene oder Familienangehörige mit der Sinngebung hinsichtlich einer psychischen Krankheit unzufrieden sind, kann in einer systemischen Therapie der Frage nachgegangen werden, welche alternativen Narrative und Selbstdefinitionen einen befriedigenderen Sinn ergeben.

2.3 Prinzipien der systemischen Therapie psychischer Störungen

2.3.1 Kundenorientierung

Als Systemiker nehme ich im Sinne einer Kundenorientierung (Schweitzer 1995) an, dass Patienten normalerweise selbst am besten entscheiden können, was für sie gut ist. Wenn keine Gefährdung und keine soziale Kontrolle (z. B. gerichtliche Behandlungsauflage) vorliegt, steht es im freien Ermessen des Patienten oder seiner Familie, ob unsere Hilfsangebote angenommen oder abgelehnt werden. Behandlungsangebote können nur dann hilfreich sein, wenn sie mit den Sichtweisen des Patienten kompatibel sind. Sonst wird er sie ablehnen und anderswo Hilfe suchen.

Wir sollten also grundsätzlich, wenn ein Patient ein lösbares Problem als Ursache seiner Symptome annimmt, therapeutische Gespräche anbieten. Das kann im stationären Rahmen einer Klinik oder ambulant beim betreuten Wohnen, bei der Soziotherapie, bei einer Beratungsstelle oder bei einem Psychotherapeuten oder Psychiater geschehen. Wenn der Patient aber von einem biologischen Defizit ausgeht, beschränkt sich seine Motivation auf die medikamentöse Behandlung oder auf Unterstützung in der Alltagsbewältigung. Dies sollte dann zunächst auch erfolgen. Wenn Patienten durch ihr Verhalten sich selbst oder andere gefährden, stößt die Kundenorientierung an ihre Grenzen; dann geht es in erster Linie um Schutz durch soziale Kontrolle und nicht um Problemlösung. Dieser Schutz kann normalerweise nur in der Klinik gewährleistet werden.

2.3.2 Anbieten hilfreicherer Wirklichkeitskonstruktionen

Die in der klassischen Psychiatrie übliche *defizitorientierte Sicht* psychischer Krankheiten hat ihre Berechtigung und ist notwendig, wenn Schonung und Vergünstigungen durch Gesundheitswesen und Sozialversicherungen vorrangig sind. Dazu gehören Krankschreibung bei Burn-out-Symptomatik, Finanzierung einer Psychotherapie, eine Psychopharmakabehandlung, Klinikbehandlungen, Rehabilitationsleistungen oder Rente.

Zu einer Erweiterung der Denk- und Handlungsoptionen verhelfen dagegen *ressourcenorientierte Wirklichkeitskonstruktionen*. Explizit oder implizit sollte dem Patienten immer die Möglichkeit von Gesprächen zur Problemlösung angeboten werden. Wenn eine Familie zu einem Problemsystem (Anderson u. Goolishian 1990; Goolishian u. Anderson 1997) wird und das Denken und die Kommunikation sich auf die psychische Krankheit eines Familienmitglieds einengen, kann man ressourcenorientiert die Sichtweise, dass es sich um ein sinnhaftes symptomatisches Verhalten handelt, anbieten; aus der psychischen Krankheit wird dann ein Problem,

> »das von jemandem einerseits als unerwünschter und veränderungsbedürftiger Zustand angesehen wird, andererseits aber auch als prinzipiell veränderbar« (von Schlippe u. Schweitzer 1996, S. 103).

Dann kann man gemeinsam mit dem Patienten oder der Familie die Vor- und Nachteile der verschiedenen Sichtweisen diskutieren und Lösungen für das Problem suchen.

2.3.3 Störung problematischer zirkulärer Prozesse

Genetische, morphologische und biochemische Veränderungen sind bei verschiedenen psychischen Störungen unterschiedlich. Ebenso unterschiedlich sind die psychischen und sozialen Muster, die mit einer Störung einhergehen und sie aufrechterhalten (Ruf 2005). Durch therapeutische Maßnahmen können die zirkulären Prozesse, die die Störung im biologischen, psychischen und sozialen System aufrechterhalten, ihrerseits gestört werden mit der Folge eines – jetzt therapiebedingten – Phasenübergangs in einen neuen, »gesünderen« Ordnungszustand (Haken 1981, 2003).

Im biologischen Bereich erfolgt dies im Wesentlichen durch die übliche medikamentöse Behandlung. Im psychischen Bereich kann Psychotherapie problematische Denkweisen hinterfragen und bessere Lösungen anbieten. Im sozialen System greifen Paar- und Familientherapie wie auch Coaching und Supervision ein. Dabei kommt es auch zu komplexen Wechselwirkungen zwischen den drei Systemen. So verändert z. B. eine biologische Behandlung mit Psychopharmaka das Erleben; die subjektive Bewertung und die Erwartungshaltung haben einen Einfluss darauf, wie ein Medikament wirkt und welche der durch den Wirkstoff im Gehirn angestoßenen Prozesse gefördert oder unterdrückt werden; Psychotherapie verändert den Gehirnstoffwechsel (Brody et al. 2001).

2.3.4 Sinnangebote

Methodisch sind bei der Sinnsuche vor allem narrative Vorgehensweisen hilfreich. Man kann den Sinn der Symptome oder der »Krankheit« thematisieren und neue, alternative Sinnangebote machen und erörtern. Ein »offener Dialog« (Seikkula et al. 2003; Seikkula u. Olson 2006) lässt ohne Wertung die Vorstellungen aller Familienmitglieder in das Gespräch einfließen und kann dazu verhelfen, gemeinsam einen Sinn in der Psychose zu finden. Bei der lösungsorientierten Kurztherapie wird das defizitorientierte Sprachspiel in ein »lösungsorientiertes Sprachspiel« (Miller u. de Shazer 1999) überführt, indem auf Lösungen statt auf Probleme fokussiert wird: auf die Stärken des Patienten und auf die positiven Effekte der Symptomatik. Symptome werden als Fähigkeiten umgedeutet (positiv konnotiert).

2.3.5 Besserer Umgang mit den Rahmenbedingungen

Wenn man bei der systemischen Therapie eine psychische Störung als Krise interpretiert, muss man den Kontext und die willentlich nicht direkt veränderbaren Rahmenbedingungen berücksichtigen. Diese Rahmenbedingungen können im individuellen Bereich durch biologische Gegebenheiten – wie Intelligenz, demenzielle Prozesse, genetische Veranlagung zu depressiven oder panischen Reaktionsweisen – und im sozialen Bereich durch äußere Beschränkungen – finanzielle Lage, Arbeitsbelastung usw. – vorgegeben sein. Die systemische Einzel- oder Familientherapie wie auch Supervision oder das Coaching haben zum Ziel, bessere Lösungen im Umgang mit diesen Rahmenbedingungen zu finden. Sofern möglich, kann auf einer anderen Ebene versucht werden, diese Rahmenbedingungen besser zu gestalten, z. B. durch Psychopharmaka, Schuldnerberatung, Gespräche mit dem Chef usw.

2.3.6 Systemischer Umgang mit Psychopharmaka

Es hat sich bewährt, gegenüber dem Patienten folgende systemische Haltung einzunehmen und gegebenenfalls explizit zu formulieren: *Medikamente helfen relativ schnell symptomatisch, lösen aber keine Probleme. Gespräche können helfen, Probleme zu lösen, wirken aber nicht schnell und primär nicht symptomatisch. Der Patient soll selbst entscheiden, ob er das eine, das andere oder beides möchte.* Wenn ein Patient Medikamente erwartet, ist es sinnvoll, nach medizinischen Kriterien ein Psychopharmakon anzubieten.

Eine Patientin litt seit vielen Jahren an einer Angststörung. Sie hatte vor acht Jahren eine Psychoanalyse gemacht und vor fünf Jahren eine Verhaltenstherapie, bei der sie S-Bahn fahren üben musste. Aufgrund von Belastungen am Arbeitsplatz kam es jetzt seit zwei Monaten wieder zu massiven Ängsten. Sie wünschte nun, durch »Medikamente oder Therapie« die Situation besser in den Griff zu kriegen, aber wenn ich eine erneute Verhaltenstherapie vorschlagen würde, wäre sie enttäuscht, weil sie dann wieder üben müsste. Sie habe die letzten Jahre genossen, in denen sie nicht an Ängste habe denken müssen und nicht mehr S-Bahn gefahren sei. Ich erklärte ihr, dass ich sie nicht enttäuschen wolle und deshalb nur ein symptomatisch wirkendes Medikament vorschlagen könne; eine Psychotherapie komme nur dann infrage, wenn sie sich zu einer Auseinandersetzung mit ihren Ängsten entscheiden sollte.

Manche Patienten leiden stark unter ihrer psychischen Störung, sind schwer depressiv oder zeigen psychotische Symptome. In solchen Fällen ist es sinnvoll, eine rasch wirkende medikamentöse Behandlung zu empfehlen und zusätzlich längerfristig die prinzipielle Möglichkeit einer systemischen Therapie anzubieten. Wenn Patienten bezüglich der systemischen Therapie unschlüssig sind, kann man ihnen die Aufgabe geben zu beobachten, ob es in ihrem Leben Hinweise darauf gibt, dass Gespräche helfen könnten; in diesem Fall könne man ein Vorgespräch anbieten.

Bei einer *Kombination von systemischer Therapie und medikamentöser Behandlung* sollten die verschiedenen Kontexte klar getrennt werden. Es könnte verwirren, wenn dem Patienten bei der systemischen Therapie (Problemlösekontext, vgl. S. 37) ein lösbares Problem unterstellt und gleichzeitig unter der Annahme einer Krankheit (Krankheitskontext, vgl. S. 35) die Notwendigkeit einer Medikation kommuniziert wird. Der Behandler sollte den jeweils vorliegenden Kontext explizit benennen; noch besser gelingt eine Trennung der Kontexte, wenn unterschiedliche Behandler die systemische Therapie bzw. die pharmakologische Behandlung durchführen.

Im Falle einer *sozialen Kontrolle* mit Behandlungsauflage durch eine öffentliche Instanz, z. B. das Vormundschaftsgericht, ist die Wahlmöglichkeit des Patienten eingeschränkt. Entsprechend der Vorgabe müssen dann Medikamente verordnet werden.

Bei *Minderbegabung* oder *Demenz* reichen die kognitiven Fähigkeiten der Patienten oft nicht dafür aus, selbst Wünsche an die Behandlung zu formulieren oder psychotherapeutische Interventionen zu verstehen. Dann kommt zuerst eine medikamentöse Behandlung in Betracht, eventuell ein lösungsorientiertes oder pädagogisches Vorgehen, gegebenenfalls begleitet von einer Supervision der Bezugspersonen oder des Betreuungspersonals des Wohnheims.

2.4 Kontexte und Auftragslage

2.4.1 Psychiatrische Kontexte

Die besondere Beachtung des Kontextes ist ein wichtiges Merkmal der systemischen Psychiatrie. Der *Kontext* ist maßgeblich dafür, welche Bedeutung einem bestimmten Verhalten zugeschrieben wird. Kontext (von lat. *contextus* = »Verknüpfung«) ist der »Bezugsrahmen bzw. Zusammenhang, worin Verhaltensweisen und verbale wie averbale Mitteilungen ihre Bedeutung erlangen« (Simon et al. 2004, S. 187). Der Kontext ist damit eine »Metamitteilung, die das elementare Signal klassifiziert« (Bateson 1964, S. 374).

Die im psychiatrischen Bereich relevanten Kontexte können differenziert werden im Hinblick auf die Organisationsstrukturen der psychiatrischen Betreuungs- und Behandlungsangebote. In Anlehnung an Haselmann (2008, S. 30) spreche ich hier von »strukturellen Kontexten«. Eine andere Differenzierung hinsichtlich theoretischer Konzepte, z. B. bezüglich psychischer Krankheit, Gesundheit oder Normen, führt zu »ideellen Kontexten«.

Der ideelle Kontext ist maßgeblich dafür, welche Bedeutung dem Verhalten des Patienten beigemessen wird. Sein Verhalten könnte bedeuten, dass er mithilfe einer Beratung ein Problem lösen möchte, dass er ein Medikament will oder dass eine Selbst- oder Fremdgefährdung von ihm ausgeht. Im ersten Fall wird ihm ressourcenorientiert die Fähigkeit unterstellt, ein Problem mithilfe des Beraters lösen zu können; diesen Kontext der Kommunikation über Erklärungen und Bewertungen nenne ich *Problemlösekontext;* Entscheidungen werden nach den therapeutischen Kriterien »nützlich« oder »nicht nützlich« gefällt, wobei letztendlich der Patient (und nicht der Therapeut) entscheidet, was für ihn nützlich ist. Im zweiten Fall wird das Verhalten auf eine Krankheit, also auf ein Defizit, zurückgeführt, sodass entsprechende (z. B. medikamentöse) Maßnahmen zum Ausgleich des Defizits erforderlich erscheinen; das ist der *Krankheitskontext;* Entscheidungen erfolgen nach den Grundsätzen des Gesundheitssystems. Im dritten Fall sind aus ethischen und rechtlichen Gründen Maßnahmen zum Schutz vor (selbst)destruktivem Verhalten notwendig; diesen Kontext nenne ich *normativen Kontext;* Entscheidungen erfolgen nach den Grundsätzen des Rechtssystems.

2.4.2 Kontextmarkierung und Auftragsklärung

Im Kontakt zwischen dem Betroffenen und dem professionellen Helfer wird der jeweilige Kontext geschaffen. Diese *Kontextmarkierung* erfolgt unter den gesellschaftlichen Vorgaben als übergeordnetem Kontext, unter Berücksichtigung des Konzepts der jeweiligen psychiatrischen Institution und der individuellen Möglichkeiten des Behandlers und wird konkretisiert durch die Wünsche des Klienten oder Auftraggebers (Ruf 2005).

Die *gesellschaftlichen Vorgaben* für die psychiatrische Tätigkeit betreffen erstens das Gesundheitssystem mit bestehenden Krankheitskategorien und Behandlungsleitlinien und zweitens das Rechtssystem, das den Umgang mit Menschen regelt, die sich oder andere gefährden. Unterbringungsbedürftig sind z. B. in Baden-Württemberg

> »psychisch Kranke, die infolge ihrer Krankheit ihr Leben oder ihre Gesundheit erheblich gefährden oder eine erhebliche gegenwärtige Gefahr für Rechtsgüter anderer darstellen, wenn die Gefährdung oder Gefahr nicht auf andere Weise abgewendet werden kann« (Gesetz über die Unterbringung psychisch Kranker, § 1, Abs. 4)

Die *psychiatrische Institution* kann in Abhängigkeit von den jeweiligen Behandlungsangeboten und den *individuellen Möglichkeiten der Mitarbeiter* spezifische Kontexte vorhalten, z. B.

Beratungs- oder Therapiegespräche, medikamentöse Behandlung und/oder Zwangsunterbringung.

Zu Beginn der Hilfeleistung sollte eine Auftragsklärung (Ruf 2005) erfolgen. Dabei zeigen sich die *explizit geäußerten* und die *implizit über Verhaltensweisen ausgedrückten Wünsche des Patienten* oder *Auftraggebers*. Es ist zu klären, wie viel Verantwortung der Patient für sich übernimmt und in welchem Kontext er sich Hilfe erwartet. In Abhängigkeit von seiner Wirklichkeitskonstruktion (vgl. S. 19) bezüglich des vorliegenden Problems kann er unterschiedliche Aufträge explizit oder implizit äußern. Man sollte ihm kundenorientiert (Schweitzer 1995) bei seiner Wirklichkeitskonstruktion begegnen und seinen Wünschen nachkommen, sofern das möglich ist.

Wenn der Klient von einem *lösbaren Problem* ausgeht, Verantwortung übernimmt und aktiv an einer Problemlösung mitarbeiten möchte, wird er Ansprechpartner suchen, die im *Problemlösekontext* Hilfe anbieten, z. B. einen Mitarbeiter eines sozialpsychiatrischen Dienstes, eine Beratungsstelle, einen Psychotherapeuten oder einen Seelsorger. Diese Übernahme der Verantwortung für die Problemlösung ist normalerweise kombiniert mit einer Übernahme der Verantwortung für das Leben, sodass eine akute Selbst- oder Fremdgefährdung eher unwahrscheinlich wird. Die Frage der Gefährdung kann im Gespräch thematisiert und abgeklärt werden. Schätzt er sich selbst als gefährdet ein, wird er einer Krankenhauseinweisung zum eigenen Schutz normalerweise zustimmen.

Falls der Klient ein *psychisches* oder *organisches Defizit* annimmt und durch psychiatrische oder sozialpsychiatrische Maßnahmen eine Erleichterung erreichen möchte, also quasi einen Ausgleich dieses Defizits, wird er eher passiv bleiben wollen und vom Behandler aktive Maßnahmen erwarten, die dann im *Krankheitskontext* erfolgen. In einer akuten Belastungssituation kann eine Aussprache entlasten. Bei akuter Erschöpfung infolge äußerer Belastungen stellt die Entlastung eine Lösung dar, z. B. Krankschreibung bei akuter Burn-out-Symptomatik. Eine symptomatische Behandlung kann mit Medikamenten erfolgen. Der Patient, der sich aktiv um eine solche Behandlung bemüht, zeigt damit auch eine Übernahme der Verantwortung für sich und sein Leben, sodass eine akute Gefährdung gering erscheint. Auch hier kann die Frage der Gefährdung mit dem Patienten besprochen werden und, falls notwendig, mit seiner Zustimmung eine Krankenhauseinweisung erfolgen.

Wenn der Klient *Suizidalität* oder *Fremdgefährdung* nicht explizit ausschließt oder sogar Suizidabsichten äußert und er einer Klinikeinweisung nicht zustimmt, ist soziale Kontrolle, d. h. Zwangseinweisung in eine Klinik unter Hinzuziehung der Polizei, vorrangig. Der Klient übernimmt *keine Verantwortung* für sein Leben. Dann liegt ein *normativer Kontext* vor. Ein Wunsch nach einer Begutachtung oder einem Attest bedingt ebenfalls einen *normativen Kontext.*

2.4.3 Der normative Kontext

Im *normativen Kontext* wird nach den *Grundsätzen des Rechtssystems* entschieden und gehandelt. Im Wesentlichen geht es hier um die Beurteilung sozial abweichenden Verhaltens, dessen Einstufung als Krankheit zu Konsequenzen führt, entweder im Sinne einer sozialen Kontrolle zum Schutz des Betroffenen und der Gesellschaft (z. B. Zwangseinweisung in eine psychiatrische Klinik oder Führerscheinentzug) oder im Sinne von Vergünstigungen (z. B. Krankschreibung, Behindertenausweis, Rehabilitation oder Rente). Für die Beurteilung werden vom Rechtssystem Normen und Kriterien vorgegeben.

Ein normativer Kontext liegt bei entsprechendem explizitem Auftrag zu Begutachtung, Attest oder Krankschreibung vor sowie bei Selbst- oder Fremdgefährdung, die sich bei fehlendem oder unklarem Auftrag eventuell erst in der Untersuchungssituation oder während einer Behandlung darstellt. Wenn die Frage nach Suizidalität nicht eindeutig und nachvollziehbar beantwortet wird oder der Patient in seinen verbalen und nonverbalen Äußerungen nicht kongruent erscheint oder durch unkontrolliertes Verhalten oder suizidale Handlungen auffällt, ist immer von einer Selbst- oder Fremdgefährdung auszugehen. Solche Patienten kommen meist nicht aus eigenem Antrieb, sondern werden von Angehörigen oder anderen Bezugspersonen gebracht und schweigen, reden daneben oder zeigen nicht nachvollziehbares (psychotisches) Verhalten. Man kann aus systemischer Sicht unterstellen, dass der Patient dann gute Gründe für sein Verhalten und für seine damit verbundene *Abgabe von Verantwortung* für sein Leben hat und Kontroll- bzw. Zwangsmaßnahmen erreichen möchte, die dann im *normativen Kontext* erfolgen. Wenn der Behandler über die richtige Einordnung der Gefährdung unsicher ist, sollte er im Zweifelsfall immer von einer größeren Gefährdung ausgehen und entsprechende Maßnahmen in die Wege leiten.

Das *systemische Vorgehen im normativen Kontext* kann sich nur innerhalb der rechtlichen Vorgaben bewegen. Bei Selbst- oder Fremdgefährdung hat der Schutz des Patienten oder seiner Umgebung Vorrang. Ein solcher Schutz kann normalerweise nur in der Klinik gewährleistet werden, d. h., eine Einweisung, eventuell auch gegen den Willen des Patienten, ist notwendig. In einer Beurteilungs- oder Begutachtungssituation ist nach den vorgegebenen Kriterien zu entscheiden, ob z. B. das Jugendamt zum Schutz des Kindeswohls tätig werden muss oder ob die Kriterien für eine Rehabehandlung oder eine Rente erfüllt sind. Handlungen im normativen Kontext haben damit keine therapeutische Zielsetzung. Das Vorgehen richtet sich nach den jeweiligen Richtlinien und gesetzlichen Vorgaben sowie dem Auftrag des jeweiligen Auftraggebers. Der systemischen Zielsetzung, die Denk- und Handlungsoptionen des Patienten zu erweitern, kann nur dadurch Rechnung getragen werden, dass die Möglichkeit einer systemischen Therapie (im Problemlösekontext) angeboten wird, die der Patient eventuell zu einem späteren Zeitpunkt in Anspruch nehmen kann.

2.4.4 Der Krankheitskontext

Ein *Krankheitskontext* liegt vor, wenn unter der Annahme eines psychischen oder organischen Defizits Maßnahmen zum Ausgleich dieses Defizits gewünscht werden, z. B. eine medikamentöse Behandlung, eine Unterstützung bei der Regelung des Alltags oder eine Aussprache (ohne das Ziel einer Problemlösung). Die Verwendung des Konstrukts »Krankheit« kann nützlich dafür sein, Schuldgefühle und mögliche Vorwürfe von Angehörigen gegenüber dem Patienten zu reduzieren, Akzeptanz zu erleichtern und den unter Umständen hilfreichen Gebrauch von Psychopharmaka zu ermöglichen (Keller 1996). Entscheidungen und Maßnahmen erfolgen nach den *Grundsätzen des Gesundheitssystems*. Der Patient wird als hilflos gesehen und vom Arzt unterstützt und geheilt, was mit der Metapher der »Reparaturwerkstatt« plastisch beschrieben werden kann.

Das *systemische Vorgehen im Krankheitskontext* richtet sich kundenorientiert nach den Wünschen des Patienten oder Klienten. Systemisches Vorgehen schließt also nicht aus, dass im jeweiligen Arbeitskontext situationsabhängig auch eine defizitorientierte Sichtweise nützlich sein kann und dann Maßnahmen ergriffen werden mit dem Ziel, das angenommene Defizit auszugleichen, z. B. kann ein Schlafmittel verordnet werden, wenn jemand unter Umgebungslärm nicht schlafen kann, oder ein Antidepressivum in einer akuten Belastungssituation; eine pädagogische Maßnahme kann eingesetzt werden bei einem geistig Behinderten mit problematischem Sozialverhalten. Nach Watzlawick handelt es sich dabei um Lösungen oder Veränderungen erster Ordnung mit einem »Wechsel von einem internen Zustand zu einem anderen innerhalb eines selbst invariant bleibenden Systems« (Watzlawick et al. 1974, S. 29 f.). Die *systemische Haltung* des Behandlers gegenüber dem Patienten im Krankheitskontext kann so formuliert werden: Das Problem des Patienten ist, dass er eine bestimmte Belastung nicht erträgt und sich deshalb (in seine Krankheit) zurückzieht.

Das Behandlungsangebot besteht nun in der Hilfe, die jeweilige Belastung besser zu ertragen, z. B. mit Medikamenten oder entlastenden Gesprächen. Thema der Behandlung ist nicht die Wirklichkeitskonstruktion (wie die Frage, ob es sich um eine Krankheit handelt oder nicht), sondern eine Veränderung des subjektiven Befindens oder des Verhaltens. Falls der Patient jedoch andere Sichtweisen kennenlernen möchte, um mit der Belastung oder ihrem Auslöser besser umzugehen, kann man ihm therapeutische Gespräche (dann im Problemlösekontext) anbieten. Damit eröffnet man in neutraler Weise Optionen für einen Wechsel in den Problemlösekontext, in dem Lösungen zweiter Ordnung mit Veränderung der Wirklichkeitskonstruktionen möglich sind.

Systemische Techniken im Krankheitskontext zielen darauf ab, die Zahl der Möglichkeiten des Patienten zu erweitern (ethischer Imperativ nach von Foerster, vgl. S. 22). Das Krankheitskonzept des Patienten kann der Therapeut durch Einführung von Unterschieden auflockern, um die Möglichkeit anderer Sichtweisen und einer psychotherapeutischen Behandlung im Problemlösekontext nahezubringen. Man kann mit dem Patienten nützliche Aspekte seiner Symptome in seinem sozialen Umfeld besprechen, was oft schon eine paradoxe Intervention ist, oder zumindest feststellen, dass er sicherlich gute Gründe für sein Verhalten habe, auch wenn man sie nicht kenne. Bei passivem Verhalten kann man bemerken, dass es möglicherweise noch nicht gut sei, etwas zu verändern, oder vor den Gefahren einer Veränderung warnen. Vor allem Patienten mit einer depressiven Symptomatik oder mit Ängsten drängen immer wieder auf eine rasche Veränderung, quasi nach dem Alles-oder-nichts-Prinzip, und klagen über Frustrationsgefühle, weil die Veränderung nicht so schnell kommt, wie sie es wünschen. Man kann dann mit der Bemerkung bremsen, kleine Schritte seien viel stabiler und sicherer als große. Die Ambivalenz, die mit dem Aufgeben von Symptomen im Rahmen therapeutischer Gespräche verbunden ist, kann man auflösen, indem man in paradoxer Weise die möglichen Gefahren von Gesprächen erfragt.

Bei dauernden Klagen über Beschwerden kann ein Fokuswechsel die Kommunikation entspannen und manchmal auch den Patienten von einer passiven in eine aktive Rolle bringen: »Wie schaffen Sie es, sich trotz Ihrer schweren Depression über Wasser zu halten?« Insbesondere bei depressiven Patienten ist auch in kurzen Gesprächen eine paradoxe Symptomverschreibung möglich. Wenn z. B. ein Patient klagt, morgens nicht aus dem Bett zu kommen, kann man empfehlen, noch eine Stunde länger im Bett zu bleiben. In Einrichtungen mit intensivem Betreuungsangebot bekommen Klienten bei Klagen über Krisen oft vermehrte Zuwendung und zeigen sich deshalb besonders krank. Eine Entkoppelung von Hilfsangeboten und symptomatischem Verhalten in dem Sinn, dass der Patient oder die Patientin auch bei gutem Befinden Zuwendung bekommen kann, sowie das Setzen klarer Grenzen können dann zu einer Besserung führen. Durch Zukunftsfragen können Sichtweisen erweitert werden: »Wenn Ihr Leben so weitergeht, wie wird es in zehn Jahren aussehen? Wenn die Behandlung alles besser (oder schlechter) macht, wie werden Sie dann in einem Jahr Ihr Leben gestalten? Wenn Sie diese Behandlung machen würden, welchen Einfluss hätte das auf Ihre Zukunft?« Mit lösungsorientierten Fragen nach Ausnahmen vom Problem und nach Ressourcen können hypothetische Lösungen aufgezeigt werden. Problemorientierte Verschlimmerungsfragen können die Einflussmöglichkeiten des Patienten hinsichtlich des Problems verdeutlichen: »Angenommen, Sie wollten, dass Ihr Partner sich Ihnen gegenüber noch unfreundlicher verhält, wie könnten Sie das erreichen?« Entsprechende Verhaltensweisen sollten dann besser unterlassen werden.

2.4.5 Der Problemlösekontext

Der *Problemlösekontext* liegt klassischerweise bei der systemischen und meist auch bei anderen Psychotherapien vor, aber auch in anderen Settings, wie z. B. bei Beratungsgesprächen oder Soziotherapie mit der Zielsetzung einer Problemlösung. Entscheidungen und Handlungen erfolgen nach dem *therapeutischen Kriterium der Nützlichkeit* für den Patienten oder Klienten. Der Patient wird als fähig gesehen, seine Probleme zu lösen, er benötigt lediglich Hilfe zur Selbsthilfe und bemüht sich aktiv um eine Lösung seiner Probleme, während der Therapeut eher fragend auftritt und neue Sichtweisen einführt. Der Problemlösekontext setzt einen entsprechenden expliziten Auftrag des Klienten oder seiner Familie unter der Annahme eines lösbaren Problems voraus.

Das *systemische Vorgehen im Problemlösekontext* entspricht der klassischen systemischen Beratung oder Therapie. Der Klient bekommt professionelle Hilfe, um sein Problem selbst lösen zu können. Die Interventionen im Problemlösekontext zielen darauf ab, die problematischen Muster durch Interventionen im therapeutischen System (das soziale System mit Kommunikationen zwischen Therapeut und Patient oder Klientenfamilie) zu stören. Das Mittel dazu ist Kommunikation, durch die sowohl das soziale als auch das psychische System des Patienten irritiert werden soll. Durch die Störung problematischer Muster werden Übergänge zu neuen und für das gegenwärtige Leben besseren Denk- und Verhaltensweisen ermöglicht. Damit entstehen Veränderungen zweiter Ordnung, also ein »Wechsel, der das System selbst ändert« (Watzlawick et al. 1974, S. 30). Lösungen zweiter Ordnung erfolgen auf einer Metaebene, indem dem Problem eine andere Bedeutung gegeben wird (Reframing, von engl. *frame* = »Rahmen«). Die Umdeutung kann nur dann hilfreich sein und vom Klientensystem angenommen werden, wenn sie sich mit seinem Denken und seiner Wirklichkeitskonstruktion vereinbaren lässt.

Zwei ältere Eheleute beschuldigten sich gegenseitig, den (in der Therapie nicht anwesenden) verhaltensgestörten Sohn falsch erzogen zu haben, der sich nun unfähig zeigte, den elterlichen Betrieb zu übernehmen. In der dritten Sitzung der Paartherapie bot ich eine neue Geschichte an: Sie seien sehr unterschiedliche Menschen, die beide eine eigene Meinung hätten und zu ihr stehen würden; wenn sie zu sehr auf ihrer jeweiligen Meinung beharren würden, bestünde die Gefahr der Trennung, ansonsten die Gefahr der Selbstaufgabe durch Anpassung; ihr Sohn bewahre sie vor beidem, indem er ihnen zu Sorgen und zu Streit Anlass gebe; der Streit über die richtige Erziehung schütze sie vor zu großer Nähe und Selbstaufgabe, die Sorge um den Sohn vor Trennung. Was sie tun könnten, wäre allenfalls, ihrem Sohn zu zeigen, dass sie auch ohne das Streitthema »Sohn« leben könnten; damit würden sie ihm die Angst nehmen, es könne bei ihnen zu Trennung oder zu großer Selbstaufgabe durch Anpassung kommen. Die nächste Sitzung wurde abgesagt, weil das Problem gelöst und der Sohn weniger trotzig sei.

2.4.6 Unklare Auftragslagen, nicht erfüllbare Aufträge und gemischte Kontexte

Manche Patienten lehnen die Übernahme von Verantwortung ab, die mit der Nennung eines Behandlungsziels verbunden wäre, oder sie befürchten eine Enttäuschung, wenn sie Wünsche konkret äußern. Eine Möglichkeit bei *unklarem Auftrag* besteht darin, primär im Krankheitskontext ein Behandlungsangebot zu machen, zum Beispiel ein Medikament zu empfehlen, und parallel mit zirkulären Fragen die Wirklichkeitskonstruktion und Erwartung des Patienten zu eruieren. Wenn man davon ausgehen muss, dass die Festlegung das Problem des Patienten darstellt, kann sich der Behandler im Problemlösekontext einen *Eigenauftrag* geben mit dem Ziel, die Handlungsmöglichkeiten des Patienten zu erweitern. Dann kann er z. B. den Patienten beauftragen zu beobachten, ob die Lebenssituation einen Einfluss auf die Beschwerden, über die der Patient klagt, habe, in diesem Fall könnte vielleicht eine

Psychotherapie hilfreich sein. Speziell bei Patienten mit der Diagnose einer Schizophrenie, die sich nicht festlegen, kann ein paradoxer Eigenauftrag des Therapeuten im Sinne einer Symptomverschreibung therapeutisch wirken: Man konnotiert die Unklarheit positiv als notwendig dafür, die Risiken einer Festlegung zu vermeiden, und bietet Gespräche an, um zu verhindern, dass zu schnell Entscheidungen getroffen werden. Depressiven Patienten mit hohem Anspruch an die eigenen Leistungen, denen es schwerfällt, sich in die Patientenrolle zu begeben, können Gespräche angeboten werden, die ihre aufopfernde Haltung reflektieren, sie positiv konnotieren und die Risiken der Patientenrolle thematisieren. Patienten mit Persönlichkeitsstörungen versuchen manchmal, den Helfer in ein Spiel einbeziehen; ein Eigenauftrag kann dann zur positiven Konnotation ihres bisherigen Verhaltens und zu einer Metakommunikation über Gewinn und Preis dieses Verhaltens führen.

Wenn sich jemand unkontrolliert und selbstgefährdend zeigt, ohne seine Wünsche zu äußern, kann man dieses Verhalten als Bedürfnis nach Fremdkontrolle im Sinne von Zwangsmaßnahmen interpretieren; falls der Patient dieser Interpretation dann widerspricht und geordnet und glaubhaft eine Gefährdung ausschließt, wird man eventuell auf Zwangsmaßnahmen verzichten können, ansonsten ist eine Einweisung in eine Klinik notwendig.

Wenn *Angehörige* unter dem Verhalten eines Familienmitglieds leiden und ihr einziger Auftrag an den Behandler ist, die störenden Verhaltensweisen zu beseitigen, ist dieser Auftrag nur erfüllbar, wenn entweder dieses Familienmitglied selbst eine Behandlung möchte bzw. sich von ihrer Notwendigkeit überzeugen lässt oder wenn eine Selbst- oder Fremdgefährdung vorliegt und eine Zwangseinweisung in die Klinik unausweichlich macht. Es kann auch eine Familientherapie angeboten werden mit dem Ziel, eine bessere Lösung des familiären Zusammenlebens zu erreichen, allerdings dann unter der Annahme, dass das problematische Familienmitglied sein Verhalten voraussichtlich nicht ändern wird.

Bei Patienten, die unter gesetzlicher Betreuung oder anderen *gerichtlichen Auflagen* stehen, kann der Auftrag an den Arzt erfolgen, einen Patienten auch gegen seinen Willen medikamentös zu behandeln. Es liegen dann gleichzeitig ein normativer und ein Krankheitskontext vor.

Eine besondere Vorgehensweise ist bei einer psychotherapeutischen Arbeit im *Zwangskontext* notwendig. Verschiedene Institutionen sind in Ausübung ihres gesellschaftlichen Auftrags dazu vorgesehen, Klienten zu kontrollieren, sie von bestimmten Verhaltensweisen abzuhalten und sie zu anderen Verhaltensweisen zu motivieren: Rehabilitationseinrichtungen müssen die Erwerbsfähigkeit ihrer Patienten verbessern; das Jugendamt muss Kinder vor Misshandlungen schützen und gewaltbereite Eltern kontrollieren oder ihnen die Kinder entziehen; Resozialisierungseinrichtungen sollen Straftäter zu sozial angepasstem Verhalten bringen. Die häufig sozial unterprivilegierten Klienten lehnen Hilfsangebote solcher Institutionen oft ab, um sich Autonomie und Achtung vor sich selbst zu erhalten. In passivem Widerstand vergessen sie Termine, öffnen Briefe nicht oder missverstehen Vereinbarungen. Hoffnungslosigkeit und Fatalismus helfen ihnen, sich vor Enttäuschung hoher Erwartungen zu schützen. Während die Institution fordert, dass sich der Klient ändern soll, hat dieser kein Problem, bzw. er bekommt ein Problem erst durch die Aufforderung, sich zu ändern. Der Therapeut kann nun an die Sichtweise des Klienten anknüpfen, indem er das Problem des Klienten, kontrolliert zu werden und die Kontrolle wieder loswerden zu wollen, als Thema anbietet, an dem therapeutisch gearbeitet werden kann. Folgende Fragen respektieren die Problemdefinition des Klienten (vgl. auch Conen u. Cecchin 2007; Zitat aus Conen 1999):

»Wenn Sie schnell ohne meine Hilfe auskommen wollen, was, denken Sie, müsste das Jugendamt bei Ihnen sehen oder beobachten, um zu sagen, Sie brauchten nicht mehr mit mir zusammenzuarbeiten? Wenn das Gericht Sie zu Gesprächen mit mir verurteilt hat, wie könnten wir die Gespräche so gestalten, dass das Gericht und Sie zufrieden sind? Wenn Sie sagen, dass Sie Ihre Tochter nicht sexuell missbraucht haben, wie erklären Sie sich, dass andere dies denken und dass Sie zu Gesprächen mit mir angehalten sind? Wie könnte ich Ihnen helfen, dass Ihre Nachbarn nicht mehr alles und jedes an die Behörden weiterleiten? Wie könnte ich Ihnen helfen, dass Sie während Ihrer Bewährungszeit nicht mehr in Verdacht geraten? Was müsste das Jugendamt sehen, damit es von dem Gedanken ablässt, Sie würden Ihr Kind vernachlässigen? Was denken Sie, wann das Jugendamt Sie in Ruhe lässt, und wie könnte ich Ihnen dabei helfen, dass dies eintrifft?«

Vor allem Angehörige von Suchtkranken erwarten manchmal vom Behandler eine »Motivationsarbeit«, die den Patienten zu einer Behandlung des Problems und letztendlich zur Abstinenz von Suchtmitteln motivieren soll. Einen ähnlichen, institutionalisierten Auftrag haben Streetworker im Rahmen der aufsuchenden Drogenarbeit von Suchtberatungsstellen oder Suchthelfer in größeren Firmen. Systemisch ist mit dem Patienten die Frage zu besprechen, wie er sich verhalten müsste, um den Druck der anderen möglichst schnell zu beenden und sie zufriedenzustellen. Mit den Angehörigen kann besprochen werden, was sie selbst zur Erhöhung oder auch zur Verringerung seiner Motivation beitragen könnten. Damit wird der Klient mit seiner Sichtweise mit dem Respekt behandelt, der eine Veränderung ermöglichen, aber nicht erzwingen kann.

Paradoxe Auswirkungen hat eine *Vermischung von normativem Kontext bzw. sozialer Kontrolle und Problemlösekontext* bei Suizidalität. Wenn der Therapeut bei Suizidgefährdung eine ambulante Behandlung durchführt, wird er verantwortlich für das (suizidale) Verhalten des Patienten, das in Wirklichkeit nur der Patient selbst kontrollieren kann; der Therapeut hofft in schlaflosen Nächten, dass sich der Patient nicht suizidiert, und wird damit von ihm abhängig; seine therapeutische Tätigkeit wird gelähmt durch dieses Splitting von Verantwortung und Kontrolle (Retzer 2002). Genauso paradox ist die Situation auf der geschlossenen Station einer Klinik, wenn der Kampf des Patienten gegen die Kontrolle, also der Kampf um Autonomie, als krankhaft erklärt und die Unterwerfung mit Verzicht auf Autonomie als Zeichen einer Gesundung gesehen wird.

Auch eine *Begutachtung während einer Psychotherapie* im Problemlösekontext wirkt paradox, wenn sie nicht zu dem Ergebnis kommt, dass die »symptomatische« Verhaltensabweichung begründbar und veränderbar und somit »gesund« ist. Wenn ein Psychotherapeut gleichzeitig als Gutachter tätig wird, kann er in eine paradoxe Situation kommen. Als Therapeut unterstellt er, dass der Patient gute Gründe für sein symptomatisches Verhalten hat und es prinzipiell ändern kann; als Gutachter müsste er nach den defizitorientierten Vorgaben der klassischen Psychiatrie urteilen und möglicherweise ein nicht veränderbares Defizit diagnostizieren; dieses Urteil würde die Therapieoptionen wesentlich einschränken.

2.4.7 Strukturelle Kontexte

Strukturelle Kontexte (Haselmann 2008, S. 30) betreffen die jeweilige psychiatrische Institution oder Organisation, die an der Hilfeleistung beteiligt ist.

Eine *psychiatrische Praxis* ist meistens die erste Anlaufstelle für Menschen mit psychischen Problemen. Hier werden medikamentöse Behandlungen im Krankheitskontext und z. T. auch Psychotherapie im Problemlösekontext angeboten. Die verschiedenen Kostenträger im Gesundheitswesen verlangen auch Beurteilungen, z. B. bezüglich der Arbeitsfähigkeit oder Erwerbsfähigkeit, die dem normativen Kontext zuzuordnen sind. Notfallmäßige Zwangseinweisungen in eine Klinik geschehen ebenfalls im normativen Kontext. Es ist für den Behandler wichtig, sich des jeweiligen Kontextes bewusst zu sein, um an die Wirklichkeitskonstruktion des Patienten oder eines anderen Auftraggebers anzukoppeln und Maßnahmen anzubieten, die dem Auftrag entsprechen.

Die *psychotherapeutische Praxis* bietet normalerweise im Problemlösekontext Einzel-, Paar-, Familien- oder Gruppentherapie an.

In der *psychiatrischen Klinik* sind normativer Kontext, Krankheitskontext und Problemlösekontext gleichermaßen möglich und können beim selben Patienten gleichzeitig oder abwechselnd vorliegen. Eine teilstationäre oder stationäre Behandlung ist indiziert, wenn das ambulante Setting nicht ausreicht. Die dadurch hergestellte räumliche Distanz zwischen Patient und Familie kann familiäre Spannungen reduzieren, somit eine Entlastungsfunktion im Familienleben einnehmen und außerdem von beruflichem Stress entlasten. Eine Klinik mit systemischem Konzept bietet einen Schonraum, in dem neue Verhaltensweisen erlernt und geübt werden können, sowohl in einem psychotherapeutischen Rahmen als auch durch systemische Kooperationsgespräche (Keller 2002) zwischen den professionellen Helfern verschiedener in der Klinik tätiger Berufsgruppen, den Patienten und Angehörigen. Ziel dieser Gespräche sind bessere zukünftige Lösungen für den Patienten. Die im Krankheitskontext vorherrschende Unterstützung durch soziale und medizinische Maßnahmen stellt in schweren Lebenskrisen eine vorübergehende wichtige Hilfe dar, bis der Patient wieder selbst lernt, Verantwortung für sich zu übernehmen. Für manche Patienten wird die Klinik zum »Asyl« (ebd.) und bei Einsamkeit zum Ersatz für andere soziale Kontakte. Schließlich ist die Klinik in der Lage, durch eine geschlossene Unterbringung eine soziale Kontrolle effektiv durchzusetzen.

Analog ist der Vorteil der *psychotherapeutischen Klinik* in der Entlastung von der Arbeit und von Alltagsproblemen, der räumlichen Distanz von der Familie und der Möglichkeit der Konzentration auf die eigene Lebensplanung zu sehen. Die

Übertragung der im Schonraum der Klinik gemachten Erfahrungen auf den Alltag nach der Entlassung ist oft schwierig. Eine teilstationäre tagesklinische Behandlung kann das Umfeld des Patienten besser in die Therapie einbinden. In den *Fachkliniken für Suchterkrankungen* werden Entwöhnungsbehandlungen im Prinzip nach demselben Konzept durchgeführt.

Sozialpsychiatrische Einrichtungen müssen sich schwerpunktmäßig mit dem Dilemma der Chronifizierung auseinandersetzen. Dies beginnt schon bei der Regelung mit dem Kostenträger: Wünscht ein Klient die Kostenübernahme einer solchen Betreuung durch die Krankenkasse, so muss er sich defizitär zeigen, um die Finanzierungskriterien zu erfüllen. Diese Vorgabe kann Chronifizierung fördern und den Willen des Klienten hemmen, aktiv zu einer Verbesserung seiner Lage beizutragen. Systemisches Arbeiten in sozialpsychiatrischen Einrichtungen sollte die zur Chronifizierung führenden Prozesse hinterfragen, im Sinne einer Kundenorientierung die Erwartungen und Denkweisen des Klienten kennenlernen und mit ihm gemeinsam neue Vergangenheiten und Zukünfte konstruieren, die seinen Bedürfnissen gerecht werden und seine Entscheidungsmöglichkeiten erweitern. Wichtig ist eine Neutralität bezüglich der Frage, ob eine Veränderung oder die Beibehaltung des Status quo besser ist. Deshalb sollte nicht nur die Perspektive einer »Heilung« zur Sprache gebracht werden, sondern auch die Möglichkeit, eine chronische Psychose als Lebensform beizubehalten mit sämtlichen Vorteilen des Versorgtwerdens ohne viel Verantwortung. Über widersprüchliche Kundenaufträge sollte verhandelt werden (vgl. Schweitzer u. Schumacher 1995; Schweitzer et al. 1992).

In *Beratungsstellen* für verschiedene Zielgruppen werden meistens im Problemlösekontext therapeutische Angebote gemacht.

Im psychiatrischen Bereich relevante *Behörden,* vor allem Gesundheitsamt, Sozialamt, Jugendamt, Agentur für Arbeit und Bewährungshilfe, befassen sich mit hilfsbedürftigen, oft sozial schwachen Menschen oder Familien und sind mit Verhaltensstörungen, Kriminalität, Persönlichkeitsstörungen oder Suchtproblemen der Klienten konfrontiert. Einerseits besteht ihre Aufgabe darin, hilfsbedürftige Menschen zu beraten und zu unterstützen, andererseits erwartet die Gesellschaft die Ausübung sozialer Kontrolle, beispielsweise zum Schutz der Kinder in den Familien oder zum Schutz der Gesellschaft vor Kriminalität. Die Tätigkeit der Mitarbeiter dieser Behörden im Umgang mit psychiatrischen Problemen kann sowohl im Problemlösekontext als auch im Krankheitskontext oder im normativen Kontext erfolgen. Da die Kontextmarkierung überwiegend durch die Behörden und weniger durch die Klienten geschieht, ist es besonders wichtig, gegenüber den Klienten die Erwartungen der Behörde und damit auch den vorliegenden Kontext klar zu benennen, z. B. durch Information über Konsequenzen bestimmter Verhaltensweisen bzw. ihrer Unterlassung. Entsprechendes gilt für die bei problembehafteten Familien vom Jugendamt oft eingeschaltete *sozialpädagogische Familienhilfe*.

2.5 Verantwortung und Neutralität

2.5.1 Verantwortung

Systemisches Vorgehen bedeutet, dem Patienten möglichst viel Verantwortung und damit auch Entscheidungsfreiheit für seine Lebensgestaltung zu überlassen, ohne ihn damit zu überfordern. Die bisherigen Lösungsversuche des Patienten für sein Leben sind mit Respekt anzuerkennen und auch explizit zu würdigen und positiv zu konnotieren.

Auch wenn Patienten Verantwortung abgeben, kann dies eine bewusste Entscheidung sein, für die gute Gründe vorliegen. In Situationen psychischer Krisen und bei starken äußeren Belastungen kann die Abgabe von Verantwortung über depressive oder psychotische Verhaltensweisen eine Lösung und Entlastung darstellen. Eine Klinikeinweisung ermöglicht eine

Distanz zum bisherigen Lebensumfeld, zu Belastungen durch Arbeit oder Familie. Das Versorgtwerden in der Klinik entlastet von Haushalt und Alltag und gibt eine Auszeit zum Nachdenken über die bisherige und zukünftige Lebensgestaltung. Andererseits hat die Abgabe von Verantwortung einen Preis, besonders, wenn sie längerfristig erfolgt: Die Optionen des Lebens und die Entscheidungsspielräume werden eingeengt; das Leben organisiert sich vielleicht um die Krankheit, die sich im Laufe der Jahre chronifiziert. Beim »Ausstieg« aus einer chronischen Krankheit droht ein Gesichtsverlust, denn die Problematik erweist sich dann als beeinflussbar.

Wenn man die Bedürfnisse des Patienten respektvoll anerkennt, wird Verantwortungsabgabe verhandelbar. Der Behandler übernimmt Verantwortung in der akuten Krise, auch für Zwangsmaßnahmen. Man kann zum Beispiel die Bedingungen für eine Klinikeinweisung oder andere Betreuungsmaßnahmen im Voraus mit dem Patienten regeln. Der Behandler kann in den verschiedenen Kontexten dem Patienten immer wieder neue Sichtweisen anbieten und ihn dazu einladen, über bessere Lösungsmöglichkeiten für sein Leben nachzudenken und damit auch wieder Verantwortung zu übernehmen.

Bei *organischen psychischen Störungen*, wie z. B. Demenz, ist eine besondere Sensibilität des Behandlers dafür gefragt, die Bedürfnisse und Fähigkeiten des Patienten ressourcenorientiert zu eruieren, aber gleichzeitig die Defizite zu berücksichtigen.

2.5.2 Ambivalenz und Motivation

In allen wichtigen Lebensfragen sind Ambivalenzen die Regel und nicht die Ausnahme. Dies gilt natürlich auch für psychiatrische Klienten in Fragen ihrer Lebensplanung und ihres Umgangs mit therapeutischen Angeboten. Zur Annäherung an dieses Thema schlage ich Ihnen, liebe Leserin und lieber Leser, ein Gedankenspiel vor.

Stellen Sie sich Ihren schwierigsten Patienten vor, und überlegen Sie, welchen Gewinn er von seiner Störung haben könnte. Ein soziales Netz von professionellen Helfern schützt ihn sowohl vor dem Alleinsein als auch vor zu viel Nähe. Er ist in vielen Bereichen seines Lebens von Verantwortung entlastet, z. B. im geschützten Rahmen einer Werkstatt für Behinderte oder in einem betreuten Wohnheim. Vielleicht bekommt er Rente.

Und stellen Sie sich nun vor, seine psychische Störung wäre über Nacht geheilt. Wie würde sein Leben dann aussehen? Die Rente würde wegfallen, er würde stattdessen Hartz IV bekommen oder Arbeitslosengeld. Er müsste sich dem Druck der Arbeitsagentur stellen und regelmäßige Bewerbungen schreiben, um die Bezüge nicht gekürzt zu bekommen. Er wäre vielleicht den ganzen Tag über allein und müsste sich Freundschaften erst aufbauen, was er möglicherweise noch nie richtig konnte.

Er könnte dann vielleicht abwägen zwischen dem Nutzen einer Veränderung und dem Nutzen des Status quo. Und er müsste dagegenrechnen die Kosten des Status quo (ein eingeschränktes Leben zu führen) und die Kosten einer Veränderung und Heilung (Anstrengung, Verantwortungsübernahme, Ärger mit Ämtern usw.). Wenn in seiner inneren Bilanz der Nutzen des Status quo überwiegen würde, würde er sich einer Veränderung widersetzen. Am besten könnte er dies der Umwelt begreiflich machen, wenn er seine Störung als unveränderbar auf einen gestörten Stoffwechsel im Gehirn zurückführen würde. Wenn aber in seiner Rechnung der Nutzen einer Veränderung mehr wiegen würde als ihre Kosten, hätte er eine Motivation zur Veränderung. Diese Motivation würde ihm Energie geben, den ersten Schritt zu wagen. Dann könnte er eine neue Bilanz erstellen und überlegen, ob er den zweiten Schritt anschließen möchte.

Diese Interessenslagen, Ambivalenzen und Bilanzierungsprozesse werden normalerweise tabuisiert, laufen meist unbewusst ab und sind dann nicht beeinflussbar. Um Wahlmöglichkeiten zu schaffen, müssen wir sie zuerst bewusst machen. Dann können wir unsere Klienten und ihr Verhalten besser verstehen.

Ich möchte dies mit der Metapher der Waage verdeutlichen (Miller u. Rollnick 2004). Auf der linken Seite hängt die Waagschale der Veränderung, auf der rechten Seite die Waagschale des Status quo. Die Entstehung einer Motivation für Veränderung bzw. für den Status quo ist ein komplexer und nicht immer bewusst ablaufender oder steuerbarer Vorgang. Status quo bedeutet: Verbleiben in der Krankheit; Veränderung: sich von der Krankheit und vom symptomatischen Verhalten verabschieden und die zur Verfügung stehenden Einflussmöglichkeiten ausschöpfen (Abb. 3).

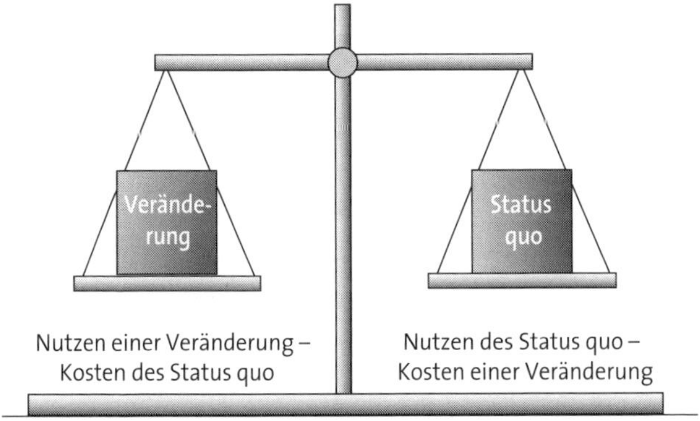

Abb. 3: Die Waage der Ambivalenz (modifiziert nach Miller u. Rollnick 2004, S. 34)

Wenn der Status quo einen hohen Nutzen bringt und die Kosten einer Veränderung und die damit verbundenen Risiken zu hoch sind, sinkt die Waagschale zugunsten des Status quo. Man bezeichnet die positiven Auswirkungen einer psychischen Störung auch mit dem Begriff des »sekundären Krankheitsgewinns«. Beispielsweise haben die Eltern mit dem psychisch kranken Sohn einen Sorgenlieferanten, der von ihren eigenen Problemen ablenkt, der Patient wird von der stressigen Arbeit durch Krankschreibung befreit oder bekommt Rente. Ein Patient mit dieser inneren Bilanz wird ein biologisches Krankheitsmodell bevorzugen, die Nichtbeeinflussbarkeit seiner Symptome immer wieder betonen und mit einer regelmäßigen psychiatrischen Behandlung und Betreuung zufrieden sein.

Es kann aber auch sein, dass der Patient oder seine Familie unter dem Problem, der Symptomatik oder der von Fachleuten gestellten Diagnose sehr leidet. Vielleicht wurde er beruflich degradiert oder erlebt starke Nebenwirkungen von Medikamenten. Dann erhofft er sich von einer Veränderung, z. B. mithilfe einer Psychotherapie, eine wesentliche Besserung. Hier sind die Kosten des Status quo hoch, und von einer Veränderung wird ein hoher Nutzen erwartet. Die andere Waagschale sinkt, und es besteht eine starke Veränderungsmotivation. Ein solcher Patient wird nach Lösungen seiner Probleme suchen und vielleicht eine Psychotherapie oder Familientherapie beginnen. Er wird zu einem Problemlösemodell tendieren und keine unveränderliche genetische Störung, sondern eher ein durch Behandlung lösbares Problem sehen.

Das systemische Vorgehen klärt und würdigt diese Ambivalenzen und versucht, bei der jeweils vorliegenden Motivation des Klienten anzukoppeln.

2.5.3 Formen der Neutralität

Das systemische Konzept zur Würdigung der Ambivalenzen ist Neutralität. Eine neutrale Haltung (Selvini Palazzoli et al. 1981; Retzer 2002) des Therapeuten ermöglicht dem Patienten, selbst Entscheidungen zu treffen. Der Patient wird als Person ernst genommen und respektiert, wenn man ihm zutraut, selbst den richtigen Weg für sich zu finden und Verantwortung für sich zu übernehmen. Man kann im psychiatrischen Bereich folgende Formen von Neutralität unterscheiden.

Bei der *Konstruktneutralität* steht die Respektlosigkeit (Cecchin et al. 1993) gegenüber Bewertungen und Theorien, insbesondere Lebensentwürfen und Krankheitstheorien, im Mittelpunkt. Man kann hypothetisch verschiedene Wirklichkeitskonstruktionen (vgl. S. 19) auf die Situation des Patienten anwenden und die jeweiligen Vor- oder Nachteile bzw. Konsequenzen durchsprechen. So könnte die vorliegende psychiatrische Störung als vom Patienten beeinflussbares Verhalten oder als erbliche Krankheit erklärt werden, was zu jeweils unterschiedlichen Reaktionen der Familienmitglieder führen würde.

Bei der *Veränderungsneutralität* geht es um die vom Therapeuten nicht zu entscheidende Frage, ob Veränderung oder Nichtveränderung für den Patienten besser sei. Dies impliziert auch die Entscheidung für oder gegen eine Psychotherapie, die mit Veränderung verbunden sein kann.

Soziale Neutralität bedeutet, bei Gesprächen mit verschiedenen Familienmitgliedern die verschiedenen Positionen nebeneinander stehen zu lassen, ohne die eine oder andere zu unterstützen. Inwieweit man als Therapeut letztendlich neutral war, entscheidet der Patient bzw. die Familie.

Speziell in der psychiatrischen Sprechstunde hat sich eine *Methodenneutralität* (vgl. Ruf 2000) bewährt, d. h. Neutralität bezüglich der Frage, welche Behandlungsmethode für den Patienten sinnvoll sein könnte, wie Gespräche, Medikamente, Einzel-, Paar- oder Familientherapie.

Grenzen der Neutralität sind erreicht, wenn der Therapeut nach seinen eigenen ethischen und moralischen Grundsätzen nicht mehr neutral sein kann (oder auch gesetzlich nicht sein darf). Die Grenze kann beim Thema »Suizidalität«, »Gewalt« oder »Gerechtigkeit« relevant werden, wenn z. B. während einer Therapie Gewalt in der Familie ausgeübt wird. Wenn der Therapeut dabei eine neutrale Haltung vor sich selbst nicht mehr verantworten kann, wird er im Gespräch mit dem Patienten zu einem moralischen Diskurs über die Fragen von Gut und Böse wechseln oder gar rechtliche Maßnahmen ergreifen;

dann ist ein normativer Kontext erreicht und Psychotherapie nicht mehr möglich.

2.5.4 Suizidalität

Die Abklärung von Suizidalität gehört zu den besonderen Herausforderungen bei der psychiatrischen Tätigkeit. Suizidale Menschen ziehen sich vor der suizidalen Handlung oft zurück. In psychiatrischen Einrichtungen ist deshalb auf solche Rückzugstendenzen besonders zu achten, damit Betroffene dann gezielt auf die Frage einer Selbstgefährdung angesprochen werden können.

Das Verständnis möglicher *Hintergründe für suizidale Tendenzen* verbessert den Kontakt zum Patienten. Man kann unterschiedliche Formen von Suizidalität unterscheiden (Schweitzer u. von Schlippe 2006): Vor allem bei depressiven Störungen spielt der Ausdruckscharakter eine Rolle und soll auf Hilfsbedürftigkeit aufmerksam machen; beim Bilanzsuizid steht die Sinnfrage im Vordergrund; bei starker Bezogenheit auf andere Menschen spielt die familiäre Dynamik eine wichtige Rolle; Suizide in floridem psychotischem Zustand sind für andere nicht nachvollziehbar; bei einer mehrgenerationalen Nachfolgedynamik folgt ein Suizidant einem Familienmitglied in den Tod, oft verbunden mit Überlebensschuld.

Wenn *familiäre Konflikte* eine Rolle spielen, sind die Familienbindungen oft eng und symbiotisch mit übermäßiger Angst vor Trennung (Richman 1979). Feindselige Haltungen der Familienangehörigen gegenüber dem Patienten bis hin zu Todeswünschen sind nicht selten (Rosenbaum a. Richman 1970). Manche Familien verschließen sich einer Kommunikation selbst nach Suizidankündigungen. Häufig ist der suizidale Patient ambivalent und in einem Double-bind gefangen, in dem er sich einerseits wegen der Konflikte nicht an die Familie um Hilfe wenden kann und es ihm andererseits verboten ist, eine andere Beziehung aufzubauen, einschließlich der therapeutischen. Der Therapeut spürt diese Ambivalenz, fühlt sich zurückgewiesen und wird ärgerlich; dann ist es besonders wichtig, dass er diese (Gegenübertragungs-)Gefühle richtig einordnen kann. Weil die hohen Erwartungen des Patienten an die Familie enttäuscht wurden, demonstriert er durch provokative Äußerung von Suizidgedanken und durch suizidale Handlungen seine Unabhängigkeit; nun kann über die Tatsache der suizidalen Handlung eine neue und vom Patienten besser kontrollierbare Kommunikation beginnen (Schleiffer 1995).

Bei *akuter Suizidalität* hat der Schutz des Lebens oberste Priorität. Dieser erfordert im Akutfall eine unverzügliche Einweisung in die geschlossene Station einer psychiatrischen Klinik, entweder auf freiwilliger Basis oder als Zwangseinweisung unter Hinzuziehung der Polizei. Für diese Maßnahmen hat der *professionelle Helfer (oder im Alltag auch jeder Bürger, wie z. B. Angehörige) die Verantwortung* zu tragen, um das Suizidrisiko zu minimieren.

Bei *Suizidgedanken ohne akute Suizidalität* sind therapeutische Maßnahmen in offenen sozialpsychiatrischen Einrichtungen oder im ambulanten Bereich möglich. Zur rechtlichen Absicherung sollte im Zweifelsfall die entsprechende Einschätzung eines Psychiaters vorliegen oder eingeholt werden. Voraussetzung für Maßnahmen im offenen oder ambulanten Bereich ist, dass der Patient selbst die volle Verantwortung für sein Leben übernimmt und sich für das Leben entschieden hat, zumindest für eine gewisse Zeit, die dann als Bedenkzeit gesehen werden kann. Im Alltag könnte man mit ihm z. B. vereinbaren, dass er sich bis zum nächsten Gespräch mit dem Betreuer nichts antut, um dann erneut die Notwendigkeit einer stationären Einweisung zu klären. Solche Absprachen setzen eine klare Kommunikation, Glaubwürdigkeit und Kongruenz des Klienten bei seinen verbalen und nonverbalen Äußerungen voraus. Der Betreuer oder Behandler sollte sich dabei auch auf sein Gefühl verlassen und bei Zweifeln immer von akuter Suizidalität ausgehen und entsprechende Zwangsmaßnahmen einleiten. Das heißt mit anderen Worten, dass immer der Patient die Beweislast trägt: Er muss den Betreuer davon überzeugen, dass keine Suizidalität vorliegt und er die Verantwortung für sein Leben übernimmt.

Bei *Abwesenheit akuter Suizidalität* können therapeutische Gespräche erfolgen, die dem Patienten neue Perspektiven und Sinnangebote für sein Leben eröffnen. Bei *Suizidgedanken* ist ein Fokuswechsel zu den Ressourcen wichtig: »Was hält Sie am Leben?« Bei positiven Antworten (»Meine Familie«) kann weiter nachgefragt werden: »Warum ist Ihnen Ihre Familie so wichtig?« Im Fall negativer Formulierungen (»Ich war zu feige«) ist eine positive Umdeutung möglich: »Seit wann können Sie sich auf Ihre Fähigkeit verlassen, Angst und Feigheit nutzbringend in wichtigen Lebensfragen einzusetzen?« Eine Konstruktneutralität, in diesem Fall eine existenzielle Neutralität (Retzer 2002) bezüglich der Frage der Richtigkeit von Tod oder Leben, eröffnet dem Patienten erst die Möglichkeit, sich aktiv und bewusst in dieser wegen der damit verbundenen Ungewissheit prinzipiell unentscheidbaren Frage zu entscheiden. Der Patient behält damit die Verantwortung für sein letztlich nur von ihm selbst kontrollierbares Verhalten. Man kann ihm pragmatische und enttotalisierte Entscheidungen vorschlagen, z. B. kann er sich entscheiden, »vorerst« oder »in der nächsten Woche« weiterzuleben, und sich dann eine neue Entscheidung offenhalten.

Im psychiatrischen Alltag können *problematische Kontextvermischungen* auftreten (vgl. S. 39 ff.), wenn eine ambulante Behandlung trotz vorliegender Suizidalität durchgeführt wird und der Therapeut die Verantwortung für das von ihm nicht kontrollierbare Verhalten des Patienten übernimmt.

Nach einem *Suizidversuch* stellt sich die Frage, was den Patienten dazu bewogen hat: »Was wollten Sie mit dem Selbstmordversuch erreichen?« Meist wollen Patienten durch einen Suizid nicht das Nichtsein erreichen, sondern ihrem Leid ein Ende setzen und in einen besseren Zustand mit Ruhe und Konfliktlosigkeit kommen. Bei negativen Antworten (»Ich wollte die Schmerzen beenden«) kann eine positive Zieldefinition durch die Frage »Was wollten Sie stattdessen?« erreicht werden. Es empfiehlt sich, nicht nur zu fragen, wie Ziele erreichbar sind, sondern auch die Frage zu erörtern, wie (möglicherweise Angst machende) Veränderungen wieder rückgängig gemacht werden könnten, wenn zu schnelle oder zu große Veränderungsschritte erfolgen sollten. Dadurch werden die Freiheitsgrade des Patienten erweitert und seine Autonomie vergrößert.

2.5.5 Gewalt

Bei *Ausübung, Androhung oder Gefahr von Gewalt* liegt ein normativer Kontext vor, und es müssen Maßnahmen der sozialen Kontrolle ergriffen werden, die die Gewalt beenden oder verhindern.

Eine *therapeutische Kommunikation über vergangene Gewalt* oder *über Gewaltideen* im Problemlösekontext ist nur möglich, solange nicht die Gefahr von Gewaltausübung besteht. Dann können Gespräche über Sinn und Kontext vergangener Gewalt geführt werden. Wenn z. B. Gewalt zur Nähe-Distanz-Regulierung oder als Liebestest in einer Beziehung gedient hatte, könnten in einer Einzel- oder Paartherapie Alternativen besprochen werden.

3 Psychische Störungen

3.1 Intelligenzminderung

Bei der Intelligenzminderung sind die intellektuellen Fähigkeiten durch eine angeborene oder erworbene Störung des zentralen Nervensystems begrenzt. Betroffene verstehen komplexe Sachverhalte nicht und kommunizieren auf einem einfachen Niveau. Üblicherweise richtet sich das soziale Umfeld auf die intellektuelle Störung ein. Schwierigkeiten können entstehen bei Veränderungen der Lebenssituation, zum Beispiel bei der Arbeit oder in der Familie, bei einer neuen Bezugsperson im Behindertenheim oder einer Veränderung in der Heimgruppe. Die Fähigkeit, daraus resultierende Probleme zu lösen, ist eingeschränkt, und es können Verhaltensstörungen, Anpassungsstörungen oder paranoide Befürchtungen auftreten, wenn der Betroffene das Verhalten seiner Umgebung nicht verstehen kann.

Bezüglich der intellektuellen Fähigkeiten ist eine *defizitorientierte* Sichtweise nützlich dafür, die individuellen Grenzen angemessen zu berücksichtigen. Falls jedoch eine Lösung persönlicher oder sozialer Probleme vom Betroffenen oder von Bezugspersonen gewünscht wird, sollte sich der Fokus der Betrachtung auf die vorhandenen *Ressourcen* richten.

Problematische zirkuläre Prozesse treten häufig in Überforderungssituationen auf, wenn die Umwelt die intellektuelle Einschränkung nicht ausreichend berücksichtigt. Betroffene reagieren dann mit Verhaltensstörungen, depressiven oder paranoiden Symptomen, sind dann natürlich noch weniger leistungsfähig, werden von der Umwelt noch mehr überfordert, die Symptome nehmen zu usw.

Therapie bedeutet dann Hilfe bei der Anpassung an die Lebenssituation. Liegt eine Überforderung vor, sollten die Leistungsanforderungen den intellektuellen Fähigkeiten angepasst werden. Im biologischen System kann eine Behandlung mit Psychopharmaka bei der Anpassung an die Lebenssituation helfen. Lösungsorientiertes Vorgehen ist meistens einfacher zu verstehen als komplexe Fragen oder paradoxe Interventionen und deshalb zu bevorzugen. Bei schweren Formen der Intelligenzminderung sind die Klienten selbst nicht in der Lage, ein Problem zu formulieren und an einer Lösung zu arbeiten. Angehörige oder Betreuer definieren das Problem und erwarten eine Lösung. Dann kann neben einer medikamentösen Behandlung eine Beratung oder Supervision der Bezugspersonen erfolgen, eventuell mit dem Ziel entsprechender pädagogischer Maßnahmen.

3.2 Organische psychische Störungen

Organische psychische Störungen sind definitionsgemäß Folgen krankhafter Veränderungen der Gehirnsubstanz, der Neurochemie oder der Neurophysiologie des Gehirns. Die Prozesse im psychischen System werden durch die hirnorganische Beeinträchtigung limitiert. Komplexe Denkprozesse sind beeinträchtigt und die Auffassung erschwert bis hin zu Orientierungsstörungen und Verwirrtheitszuständen. Die Symptomatik kann überlagert werden von Problemen des Betroffenen, die Auswirkungen dieser hirnorganischen Störung psychisch zu bewältigen. Die von Betroffenen wahrgenommenen Gedächtnisstörungen verursachen Stress, der wiederum in einem zirkulären Prozess die Gedächtnisstörungen verschlimmern kann (Gürtler 2006).

Verschiedene *Familien* gehen unterschiedlich mit den kognitiven Defiziten Demenzkranker um (Hanson 1989). Manche Familien lassen die Betroffenen ohne Pathologisierung an familiären Entscheidungsprozessen teilhaben. Andere Familien schließen Betroffene schon bei leichten Auffassungsstörungen aus den familiären Entscheidungen aus und weisen ihnen vorschnell eine Demenzdiagnose zu; diese »Exkommunikation« (Retzer 1994) mit fehlender Ansprache und fehlender intellektueller Forderung kann in einem zirkulären Prozess die Demenzentwicklung verschlimmern. Das Familienleben verändert sich, weil Angehörige die Defizite des Demenzkranken ausgleichen und neue Rollen und Funktionen einnehmen müssen. Der Ehepartner muss sich von der früheren vertrauten Beziehung verabschieden und Trauerarbeit leisten. In manchen Fällen haben Kinder schon immer zu wenig Zuneigung von dem erkrankten Elternteil erhalten und erhoffen sie sich nun von der Pflege; diese Hoffnung wird meistens enttäuscht. Problematische Familienbeziehungen werden durch die Demenzentwicklung oft akzentuiert, wenn Demente die Hilfe demonstrativ einfordern und Aggressionen bei den pflegenden Angehörigen auslösen. Pflegepersonen werden oft selbst depressiv, wenn es ihnen nicht gelingt, den Verlust der früheren Beziehung zu betrauern und eine neue Beziehung zu dem Betroffenen aufzubauen.

Bei organischen psychischen Störungen ist eine Kombination *defizitorientierter* und *ressourcenorientierter* Sichtweisen nützlich. Im biologischen System erfolgt eine defizitorientierte medizinische Untersuchung und Behandlung der Beeinträchtigungen. Für eine systemische Lösung von Problemen werden die vorhandenen Ressourcen genutzt.

Die *systemische Therapie* (Ruf 2005) erfolgt nach der Klärung der Frage, wer welches Problem und welches Therapieziel definiert. Bei einem Auftrag durch einen Demenzkranken kann eine Therapie z. B. mit der Frage erfolgen, wie er sich mit seinen Defiziten abfinden und seine Lebensweise danach ausrichten kann. In der Therapie verschieben Fragen nach den Stärken den Fokus von den Defiziten zu den Ressourcen. Andererseits sollten die hirnorganisch bedingten Grenzen der kognitiven Fähigkeiten und der Belastbarkeit verdeutlicht werden. Eine entsprechende Lebensplanung kann sich anschließen. Der Therapeut fungiert quasi als Hilfs-Ich, um Ordnung in die Denkvorgänge zu bringen. Für den Patienten sind bestätigende Rückmeldungen durch andere, Alltagsaktivitäten und die systematische Beschäftigung mit noch erhaltenen Erinnerungen (Wächtler et al. 2005) wichtig. Bei der Beratung der Angehörigen (Gunzelmann et al. 1996; Shields 1992; Boss et al. 1990; Johannsen u. Fischer-Johannsen 2011) können die verbliebenen Fähigkeiten und die Grenzen des Betroffenen verdeutlicht, Krankheitskonstrukte verflüssigt und Verhalten rekontextualisiert werden mit dem Ziel eines besseren familiären Umgangs mit dem Kranken.

3.3 Reaktive Störungen

Nach der Diagnosenklassifikation ICD-10 (Dilling et al. 1993) werden reaktive Störungen eingeteilt in akute Belastungsreaktionen, posttraumatische Belastungsstörungen und Anpassungsstörungen. Eine *akute Belastungsreaktion* (im Volksmund »Schock«) tritt im Anschluss an eine außergewöhnliche körperliche oder seelische Belastung auf und dauert nur Stunden bis höchstens einige Tage an. Die *posttraumatische Belastungsstörung* ist eine verzögerte oder protrahierte Reaktion auf eine extreme Bedrohung katastrophalen Ausmaßes (z. B. Krieg, Folter, Missbrauchserlebnisse) und beginnt mit einer Latenz von Wochen bis Monaten; typisch ist das wiederholte Erleben des Traumas in sich aufdrängenden Erinnerungen oder Albträumen. *Anpassungsstörungen* mit Ängsten oder depressiven Verstimmungen treten häufig auf als Ausdruck eines gestörten Anpassungsprozesses nach einer einschneidenden Lebensveränderung, nach belastenden Lebensereignissen oder bei schwerer körperlicher Erkrankung.

Bei der *akuten Belastungsreaktion* sind therapeutisch entlastende Gespräche und eine antidepressive Behandlung möglich.

Die Entwicklung einer *posttraumatischen Belastungsstörung* wird beeinflusst von der subjektiven Bewertung des

Traumas. In der traumatischen Situation wurden die schmerzlichen Gefühle zum Selbstschutz dissoziiert, d. h. abgespalten. Sie werden auch nach dem Trauma nicht aus der Dissoziation in die bewusste Lebensgeschichte integriert, sondern in sich aufdrängenden Erinnerungen und Albträumen aktiviert, z. T. durch Alltagssituationen ausgelöst. Auslösesituationen werden dann vermieden, und es kommt zu einem emotionalen und sozialen Rückzug. Es gibt Übergänge zur dissoziativen Störung (vgl. S. 90), wenn eine solche Traumainszenierung bei Stress immer wieder konditioniert ausgelöst wird und dann regelmäßig zu tranceähnlichem Verhalten führt (Fiedler 2001).

Die *systemische Therapie der posttraumatischen Belastungsstörung* (Hanswille u. Kissenbeck 2008; Oestereich 2011; Bittenbinder 2000; Signer-Fischer 2001) zielt darauf ab, die abgespaltenen traumatischen Erinnerungen ressourcenorientiert mit vorwiegend narrativen Methoden in die Lebensgeschichte zu integrieren. Der Patient soll in die Lage versetzt werden, zwischen dem jetzigen erwachsenen Ich und dem früheren traumatisierten Ich zu unterscheiden und zu erkennen, dass die jetzigen Flash-backs nur die Bilder des Traumas und nicht das Trauma selbst sind. Eine positive und tragfähige therapeutische Beziehung ist Voraussetzung dafür, dass in der Gegenwart die Sicherheit gewährleistet wird, die bei der früheren Traumatisierung gefehlt hat. Angehörige können einbezogen werden und den Stabilisierungsprozess unterstützen, wenn sie die Reaktionen des Betroffenen nach einem Trauma verstehen und ihm in der Gegenwart gute Lebenserfahrungen ermöglichen. Damit Erinnerungen besser handhabbar werden, kann man sie neu bewerten und sortieren in Erinnerungen, die in einer neuen Situation nützlich sein könnten, Erinnerungen an problematisches Verhalten, das für eine spätere Situation geändert werden sollte, schmerzvolle und schreckliche Erinnerungen sowie tröstliche Erinnerungen. Die Idee, das Trauma zementiere eine Opferrolle bis ans Lebensende, kann aufgelockert werden durch eine Fokusverschiebung auf Ressourcen:

»Was haben Sie aus Ihrer schlimmen Vergangenheit gelernt, was andere nie lernen? Was muss erreicht werden, damit Ihr Leben wieder unbeschwerter verlaufen kann? Wie wird der Tag aussehen, an dem Sie gemerkt haben, dass der Schrecken hinter Ihnen liegt und dass Sie an den lebensverändernden Ereignissen gewachsen sind? Was sollen Ihre Kinder über diese Ereignisse erfahren? Welche Lehren für die Zukunft sollen sie daraus ziehen?« Imaginationsübungen wie der »innere sichere Ort« oder der »Tresor«, in den wiederkehrende Bilder weggesperrt werden können, können zur Stabilisierung beitragen.

Anpassungsstörungen können als Krisen aufgefasst werden. Die psychische Verarbeitung erfolgt in verschiedenen Phasen der Auseinandersetzung mit dem anfangs unfassbaren Ereignis, wie dies beim eigenen Sterben (Kübler-Ross 1969), beim Tod eines geliebten Menschen (Kast 1977) oder bei der Scheidung einer Ehe (Deissler 1982) beschrieben wurde. Wut und ein anfängliches Nicht-wahrhaben-Wollen leiten über zum Verhandeln mit dem Schicksal, zu Depression und schließlich dazu, zuzustimmen und sich damit abzufinden – mit der Folge eines neuen Selbst- und Weltbezugs.

Der *systemische Umgang* mit solchen Krisen sollte einerseits entpathologisieren und diese Trauerphasen als normal konnotieren, andererseits ressourcenorientiert die Fähigkeiten im Umgang mit früheren und aktuellen Krisen ins Bewusstsein rufen. Trauerprozesse werden als individuelle Reifungsprozesse verstanden (Rechenberg-Winter u. Fischinger 2008). Die Metapher der »Trauerarbeit« (Freud 1975/1915) hat sich dabei bewährt und kann in einem Ritual als Hausaufgabe gegeben werden: »Nehmen Sie sich jeden Tag 15 Minuten Zeit, in der Sie sich nur Ihrer Trauer widmen. Lassen Sie in dieser Zeit alle Gefühle hochkommen, um sie zu ertragen und zu verarbeiten zu lernen.« Nach dem Tod eines Angehörigen kann ein regelmäßiger Besuch des Grabes Ähnliches erreichen. Bei Anpassungsstörungen infolge schwerer Erkrankung ist eine Neuorientierung des Lebens notwendig. Mit verständnisvollem Begleiten und narrativen Methoden kann eine neue Sinnsuche erfolgen. Bei einfacheren Problemen können lösungsorientierte Tipps ausreichen.

> Die 25-jährige Frau T. kam depressiv in meine Behandlung, nachdem sie vor Kurzem die Arbeitsstelle gewechselt hatte und nun unter starker Arbeitsbelastung und einem schlechten Betriebsklima litt. In der Freizeit konnte sie nicht auftanken, weil sie im Haushalt hohe Ansprüche an sich stellte. Wir sprachen in insgesamt vier Therapiesitzungen durch, wie sie ihren Stress reduzieren könnte, z. B. indem sie zu Hause weniger oft die Fenster putzt und andere Dinge im Haushalt liegen lässt. Aber damit wäre sie nicht zufrieden gewesen. Es ging also um die Frage des kleineren Übels: Stress oder unordentlicher Haushalt. Die Alternative einer Kündigung ihrer Arbeit kam nicht infrage. Um ihre Entscheidungsmöglichkeiten zu verbessern, gab ich ihr die Hausaufgabe, immer am Montag, Mittwoch und Freitag ihren körperlichen Bedürfnissen nachzukommen und sich zu Hause zu erholen auf Kosten der Haushaltstätigkeiten. Immer am Dienstag, Donnerstag und Samstag sollte sie es wie bisher machen, um neben ihrem Beruf noch einen perfekten Haushalt zu haben. Sonntags habe sie frei. Bei der nächsten Sitzung berichtete sie, genau diese Abwechslung habe ihr gutgetan. Die Tage, an denen sie etwas für sich tun konnte, waren Ausgleich für die Tage mit intensiver Haushaltstätigkeit. Ihr Problem war gelöst. Hilfreich war also eine neue Sichtweise mit Schaffung von anforderungsfreien Zeiträumen, was Erholung ermöglichte und dadurch den negativen Kreislauf durchbrach.

Nach einschneidenden kränkenden Erlebnissen, wie z. B. Mobbing oder Kündigung der Arbeitsstelle, kann eine Wut- und Trotzreaktion entstehen mit dem Wunsch nach Genugtuung oder Rache. Ein Behandlungsauftrag erstreckt sich dann oft nur auf Unterstützung bei rechtlichen Schritten mit Attesten oder auf eine antidepressive Behandlung. Beim Wunsch nach einer Psychotherapie zielen therapeutische Interventionen darauf ab, eigene problemverstärkende Muster zu erkennen, das Nichtveränderbare zu akzeptieren und Lösungsschritte zu entwickeln.

Ein 41-jähriger leitender Angestellter eines Konzerns kam verzweifelt in meine Praxis. Er brauche Hilfe, weil er seine Arbeit in der Firma nicht mehr machen könne. Er habe Existenzängste und sei wegen Minderwertigkeitskomplexen in seiner Jugend schon in Behandlung gewesen. Sein Bedürfnis sei, es allen Leuten recht zu machen. Weil er den hohen Ansprüchen seines Vaters in der Kindheit nie genügt und dessen Tadel immer Minderwertigkeitsgefühle ausgelöst habe, versuche er bis jetzt, durch angepasstes Verhalten und Anstrengung bis zur Erschöpfung Lob zu bekommen und Tadel zu vermeiden. Mit einem Faible für kreative Arbeiten habe er aber unangenehme Tätigkeiten nur unlustig und langsam erledigt, was ihm manchen Tadel eingebracht habe. Dann fühle er sich wertlos. Das war sein persönliches Problem. Dazu kam das gesellschaftliche Problem der Rationalisierung durch Arbeitsverdichtung und Einsparung von Personal, das in seiner Firma besonders ausgeprägt war. Er hatte unter enormem Zeitdruck unlösbare Aufgaben übertragen bekommen; weil er nicht alle erledigen konnte, wurde ihm von seinen Vorgesetzten Unfähigkeit vorgeworfen. Die Behandlung begann mit einer Krankschreibung und einem niedrig dosierten Antidepressivum. Dann wurde eine systemische Therapie aufgenommen. Als Therapieziel formulierte er, Nein sagen zu lernen. Auf keinen Fall wollte er werden wie sein angeberischer und besserwisserischer Vater. Die Entlastung durch die Krankschreibung verschaffte ihm Zeit, über sich und seine Ziele nachzudenken. Schließlich beschloss er, dem unlösbaren Dilemma in der Firma durch externe Bewerbungen zu entkommen. Schon die Entscheidung dazu führte zu einer deutlichen Besserung. Schließlich gelang der Stellenwechsel. Unterstützt durch das systemische Abwägen von Chancen und Risiken veränderter Verhaltensweisen, setzte er in der neuen Firma von Anfang an klare Grenzen und machte dabei neue und positive Erfahrungen.

3.4 Burn-out

Burn-out als »dauerhafter negativer arbeitsbezogener Seelenzustand, ›normaler‹ Individuen« (Schaufeli u. Enzmann 1998, zitiert nach Burisch 2006, S. 19) zählt *nicht* zu den psychischen Störungen, soll aber hier wegen der zunehmenden gesellschaftlichen Bedeutung trotzdem erwähnt werden. Im Diagnosenschlüssel ICD-10 (Dilling et al. 1993) wird Burn-out eingeordnet unter »Probleme, verbunden mit Schwierigkeiten bei der Lebensbewältigung«. Die Zunahme von Burn-out ist mit dem steigenden Leistungsdruck unserer Gesellschaft erklärbar. Es führt bei zunehmender Erschöpfung zu einem Überforderungskreislauf mit depressiven Verstimmungen, Antriebsmangel und Rückzug bis hin zu einer schweren Symptomatik, die dann als psychische Störung diagnostiziert werden kann, z. B. als Depression, Suchtproblem oder psychosomatische Störung. Neben den gesellschaftlichen Werten der Leistungsorientierung und Gewinnoptimierung erhöhen ein hoher und perfektionistischer Anspruch an die eigenen Leistungen und eine hohe gleichzeitige Belastung bei der Arbeit und in der Familie das Risiko eines Burn-out.

Zirkuläre Prozesse tragen zur Aufrechterhaltung des Problems bei. Wenn im psychischen Bereich die Kraft und die Ressourcen schwinden, man sich nicht mehr zur Arbeit aufraffen und konzentrieren kann und alles langsamer geht, ist es nur allzu verständlich, dass manche Menschen versuchen, durch Mehrarbeit die verloren gegangenen Ressourcen auszugleichen. Sie hängen abends noch eine Überstunde dran, weil sie am Tag zu unkonzentriert und langsam waren. Dadurch wird das Problem aber nicht gelöst, sondern der Ressourcenverlust und die Kraftlosigkeit nehmen mit vermehrter Anstrengung in einem zirkulären Prozess zu und führen zu einem negativen Stress, den man auch als Distress bezeichnen kann (Abel et al. 2009).

Therapeutisch kann neben einer kurzfristigen Entlastung und eventueller medikamentöser Stütze versucht werden, den genannten Teufelskreis der Erschöpfung durch einen positiven Kreislauf zu ersetzen. Dazu ist es wichtig, die Ressourcen des Patienten in den Mittelpunkt zu stellen und mit lösungsorientierten Methoden in kleinen Schritten nach machbaren, pragmatischen Lösungen zu schauen. Gelingt dann eine Lösung, nimmt die Kraft wieder zu, und es kommt zu einem Ressourcengewinn, der wiederum hilft, nach weiteren Lösungen zu suchen (Hobfoll 1989).

Eine 35-jährige Personalreferentin eines größeren Unternehmens war seit längerer Zeit massiv mit Arbeit überlastet. Schließlich wurde sie wegen einer depressiven Krise notfallmäßig von ihrem Hausarzt zu mir überweisen. Sie fühlte sich schuldig, einen großen Fehler gemacht zu haben, eine an Betrug grenzende Sache, die sie ins Gefängnis bringen oder zu Verarmung und Hartz IV führen könnte. Sie sei deshalb seit zwei Wochen krankgeschrieben, traue sich nichts mehr zu und könne auch einfache Entscheidungen nicht mehr treffen. Seit einem halben Jahr eskaliere das Problem zunehmend. In der vergangenen Woche habe sie vergessen, sich um die Nachfolge eines heute ausscheidenden Mitarbeiters zu kümmern, nun erwäge sie, selbst ihre Stelle zu kündigen. Nach ihrer Schilderung dachte ich zuerst an Wahnideen, verwarf diese Vermutung aber wieder, als ihre sie begleitende Mutter das Problem bestätigte: Ihr sei zwar durch die hohe Arbeitsbelastung ein Fehler unterlaufen, aber es sei kein Betrug, und auch Hartz IV drohe nicht. Ich verordnete der Patientin ein beruhigendes Antidepressivum und empfahl ihr nach dessen Wirkungseintritt einige Tage später, die Angelegenheit mit ihrem Chef offen zu besprechen. Bei diesem Gespräch mit dem Chef wurden ihre Befürchtungen entkräftet, und man fand eine Lösung, ohne dass sie ihre Stelle verlor. Wegen ihrer weiterhin bestehenden Erschöpfung und Angst vor Verantwortung wurde sie noch kurzzeitig krankgeschrieben. Dann begann eine systemische Therapie mit dem Ziel der Stabilisierung und Vorbeugung gegen weitere Krisen. Sie wollte lernen, Nein zu sagen und Konfrontationen auszuhalten. Im ersten Therapiegespräch erfragte ich ihre Stärken und Ressourcen: ihre Hobbys und ihre Beziehungen zur Familie und zu ihrem sozialen Umfeld. Da sie harmonische Beziehungen auf keinen Fall aufs Spiel setzen wollte, besprachen wir die Risiken von Veränderung und die Nützlichkeit ihrer Angst als Warnsignal bei drohenden Konfrontationen. Im zweiten Gespräch wurde der hohe Stellenwert, den sie guten Beziehungen gab, deutlich; bei Konflikten steckte sie deshalb zurück und nahm die Schuld für Probleme auf sich. Das dritte Gespräch machte deutlich, dass sie sich bei Arbeitsbesprechungen zurückhielt, um nichts Falsches zu sagen; sie wollte aber lernen, auch Fehler zu riskieren; ich gab ihr die Hausaufgabe, zu Übungszwecken in anonymer Umgebung bewusst Fehler zu machen und die Reaktionen der anderen zu beobachten und zu ertragen; zum Beispiel sollte sie sich dumm stellen und in Stuttgart fragen, wo es nach Stuttgart geht, oder sich an einer Warteschlange vorbeidrängen. Sie lernte dabei, dass Fehler nicht zu einer Katastrophe führen müssen, und wurde mutiger in Besprechungen. Nach weiteren zwei Sitzungen ging es ihr gut. Sie hatte durch die Therapie ihre Stärken besser kennengelernt und sich Fähigkeiten erarbeitet, sich abzugrenzen und Konfrontationen auszuhalten. Sie achtete nun mehr auf ihre eigenen Bedürfnisse und sah sich so weit gestärkt, dass sie sich zutraute, dies auch beim bevorstehenden beruflichen Aufstieg durchzuhalten.

3.5 Stoffgebundene Süchte und Abhängigkeiten

Suchtmittel, wie Alkohol, illegale Drogen oder Benzodiazepine, wirken primär auf das biologische System und verändern sekundär im strukturell gekoppelten psychischen System Affekte und kognitive Funktionen und damit auch das Verhalten im sozialen System.

Verschiedene *zirkuläre Prozesse* tragen zur Aufrechterhaltung der Störung bei. Im biologischen Bereich erhöht der positive Verstärkerwert des Rauschzustands das Verlangen nach erneutem Suchtmittelkonsum durch Hemmung des Unlustsystems oder Stimulation des Lustsystems (Tretter 2001). In Familien mit einem süchtigen Mitglied herrscht oft die Wirklichkeitskonstruktion vor, die Bedürfnisse der Familienangehörigen seien wichtiger als die eigenen und man dürfe sich nicht abgrenzen, weil Konflikte die Beziehungen zerstören würden; ein Entweder-oder-Muster bei der Verantwortungsübernahme lässt nur die Alternativen zu, entweder stark und verantwortungsbewusst zu sein oder völlig krank Verantwortung abzugeben (Schmidt 1988). In nüchternem Zustand werden Nähe und Verantwortungsübernahme gelebt. Wenn dies zu anstrengend wird, hilft der Suchtmittelkonsum zu zeitlich begrenzter Distanz und Verantwortungsabgabe, ohne den Familienzusammenhalt zu gefährden, weil die Familie von einer Krankheit ausgeht, die vom Betroffenen nicht steuerbar ist.

Bei *Alkoholabhängigkeit* führen zusätzlich Scham wegen des Trinkens und Trinken wegen der Scham zu einem zirkulären Prozess. Das Leben in der Familie oszilliert eine Zeit lang zwischen Trinkphasen und abstinenten Phasen, bis sich der Alkoholiker zunehmend dem Alkohol zuwendet und von der Familie exkommuniziert wird.

Bei jungen *Drogenabhängigen* (Übersicht bei Textor 1989) fehlen häufig infolge einer schwierigen Kindheitsentwicklung soziale Kompetenzen. Der Drogenkonsum kann dann bei sozialen Konflikten trösten oder Einsamkeit erträglicher machen, verstärkt aber in einem zirkulären Prozess die soziale Inkompetenz und die Frustrationen. In vielen Familien erscheint der Drogenkonsum als Lösung, wenn bei der altersgemäßen Ablösung des Jugendlichen von der Familie Konflikte der Eltern zutage treten; das drogenabhängige Kind zieht nun die ganze Aufmerksamkeit der Eltern auf sich, stellt sich manchmal unter Verdrehung der Hierarchie über die Eltern, lenkt von ihren Problemen ab und stärkt dadurch den gefährdeten Familienzusammenhalt; der drogenabhängige Jugendliche kann sowohl in der Familie bleiben als auch gleichzeitig im Drogenkonsum Autonomie und Ablösung leben.

Menschen mit *Medikamentenmissbrauch oder -abhängigkeit* leben meist mit der Glaubenshaltung, man müsse immer funktionieren und dürfe nicht klagen, es sei denn, man ist krank (Herrmann 1992). Durch die Belastung bedingte psychosomatische Symptome, wie z. B. Kopfschmerzen oder Angstzustände, können durch den Medikamentenkonsum ignoriert werden, und man kann sich weiterhin stark und leistungsfähig fühlen und überlasten, was den zirkulären Prozess aufrechterhält.

Menschen mit stoffgebundenen Süchten kommen normalerweise erst dann zur Behandlung, wenn das soziale Umfeld die Sucht nicht mehr unterstützt und Konsequenzen androht oder ausführt, sodass der Preis für das süchtige Verhalten größer wird als der Gewinn. Die *systemische Therapie* zielt darauf ab, die zirkulären Prozesse, die die Sucht aufrechterhalten, zu stören: Die Funktion des Suchtmittels im sozialen System ist zentrales Thema der Gespräche. Mit einer neutralen Haltung des Therapeuten werden Gewinn und Preis einerseits des Suchtverhaltens und andererseits der Abstinenz erörtert und gegeneinander abgewogen mit dem Ziel, eine freie Entscheidung des Klienten zu ermöglichen (Berg u. Miller 1993; Thomasius et al. 2000; Klein 2002).

3.6 Schizophrenien

Bei Patienten mit der Diagnose einer Schizophrenie kann eine Angst vor Schuld und Verantwortung beschrieben werden mit Ausstieg aus der sinnhaften Kommunikation, Wahn, Stimmenhören, psychotischem Verhalten und Rückzug in eine eigene innere Welt (Ruf 2005).

Das führt zu einem *Kreislauf* zwischen dem psychischen und dem sozialen System: Aus Angst vor Schuld werden Verhaltensweisen vermieden, die schuldig machen könnten, z. B. Abgrenzung oder Neinsagen; weil man dann nicht lernt, mit den Reaktionen der anderen auf Abgrenzung umzugehen, wird die Angst immer größer; dann wieder das Vermeidungsverhalten usw. Eine problematische Schwelle stellt meist die Ablösung vom Elternhaus dar. Wenn der Jugendliche den eigenen Bedürfnissen folgt, sich ablöst und Kontakte zum anderen Geschlecht aufnimmt, werden die Eltern zwangsläufig immer wieder zurückgewiesen, und ihre Erwartungen werden enttäuscht. Manche Betroffenen ertragen das nicht und versuchen, es gleichzeitig sich selbst, den Eltern und vielleicht der Freundin recht zu machen (»synchrone Zeitorganisation«, Retzer 1994, 2004). Die ganze Familie legt sich in der Kommunikation nicht fest, um niemanden zu verletzen, und vermeidet einen Konsens über Regeln und Positionen (»weiche Beziehungsrealität«, Stierlin 1981). Man entwertet die Positionen der anderen oder steigt durch psychotische Symptome völlig aus der Kommunikation aus und zieht sich zurück, bis man nicht mehr zwischen Realität und Wahn unterscheiden kann und die eigenen Gedanken als innere Stimmen hört. Der Rückzug aus der Kommunikation führt zum Wahn (Maier 2003). Die Deutung der Symptome als psychische Krankheit führt zu einer Lösung, weil der Betroffene in seiner inneren

Welt des Wahns autonom bleibt und gleichzeitig von Schuld freigesprochen wird. Die familiäre Kommunikation dreht sich dann um die Krankheit, und andere Probleme treten in den Hintergrund. Oft wird das psychotische Mitglied mit der Zeit aus der familiären Kommunikation ausgeschlossen (»Exkommunikation«, Retzer 2004).

In der *systemischen Therapie* werden der Gewinn und der Preis einerseits des psychotischen Verhaltens mit Krankheitsetikett und andererseits einer Verantwortungsübernahme für Entscheidungen, die möglicherweise anderen schaden könnten, balanciert. Wichtige Fragen an Klienten könnten sein: »Was würde es bedeuten, wenn die Störung keine Krankheit wäre? Wie würde die Familie reagieren, wenn sich herausstellen würde, dass der Patient sein Verhalten bewusst steuern könnte? Für wen wäre das gut, für wen nicht?« Wenn man die Hypothese entwickelt, das psychotische Verhalten mache Konflikte in der Familie unsichtbar, weil sich dann alle nur noch um den Patienten kümmern, kann man die spielerische und paradoxe Aufgabe geben, der Patient solle immer dann, wenn Konflikte in der Familie drohen, sagen, er höre innere Stimmen. Wenn das vermutete Muster in der Familie vorgelegen hat, kann es nach dieser paradoxen Symptomverschreibung (Selvini Palazzoli et al. 1975) nicht mehr unbewusst ablaufen, es ist offengelegt, und man kann sich in der Therapie nun auf die Lösung der Konflikte konzentrieren. Ein therapeutisches Splitting (vgl. S. 77) kann helfen, Ambivalenz zu ertragen. Durch eine Externalisierung kann das bisher im Patienten lokalisierte Problem nach außen verlagert und damit handhabbarer gemacht werden: »Wenn Ihre Psychose ein Mensch wäre, wäre sie ein Mann oder eine Frau? Wenn die Normalität ein Mensch wäre …?« (Vgl. White u. Epston 1989; Retzer 2004.) Die synchrone Zeitorganisation kann diachronisiert werden durch Einführung eines zeitlichen Nacheinanders in einem Ritual: »Verhalten Sie sich montags, mittwochs und freitags immer so, wie Ihre Mutter es von Ihnen erwartet! Dienstags, donnerstags und samstags verhalten Sie sich entsprechend den Erwartungen Ihres Vaters! Sonntags haben Sie frei.« Ein exkommunizierter Patient kann durch Entkoppelung von Intentionalität und Verständlichkeit wieder in die Kommunikation eingeführt werden: »Sie haben sicherlich gute Gründe, sich mir jetzt unverständlich zu zeigen.« Eine Rückfallprophylaxe kann erfolgen durch Vorwegnahme des Vermeidbaren: Man erfragt, wie es der Patient schaffen könnte, wieder in einen psychotischen Zustand zu kommen. So lernen der Patient und die Familie schrittweise, Verantwortung zu übernehmen und die Risiken veränderter Verhaltensweisen auf sich zu nehmen.

Ein 35-jähriger Maler hatte erstmals im Alter von 22 Verfolgungs- und Kontrollängste und war zwischenzeitlich siebenmal wegen einer paranoiden Schizophrenie in stationärer Behandlung gewesen. Früher war er beruflich engagiert gewesen und hatte selbstständig gelebt; krankheitsbedingt war er dann in eine betreute Wohngemeinschaft gezogen und erhielt Rente. Vor der Behandlung zog er gerade von der Wohngemeinschaft zurück in eine Einliegerwohnung bei seinen Eltern. Eine systemische Therapie wurde mit Sitzungsintervallen von anfangs vier Wochen und gegen Ende einigen Monaten durchgeführt, insgesamt elf Sitzungen in einem Zeitraum von zwei Jahren.

Bei der Auftragsklärung am Anfang der Behandlung äußerte er die Erwartung einer neuroleptischen Behandlung, da er sein Problem auch auf eine Störung des Neurotransmitterstoffwechsels zurückführte. Außerdem erwartete er von einer Psychotherapie neue Wege im Umgang mit belastenden Situationen und eine Reduktion der bisher engen Betreuung durch Sozialarbeiter. Er wollte bezüglich seiner paranoiden Befürchtungen durch die Therapie Sicherheit bekommen, »dass alles okay ist«. Er schilderte sein Muster, in konflikthaften Begegnungen mit anderen Menschen sehr schnell zu vermuten, dass sie schlecht über ihn denken und reden. »Meine Gedanken rasen dann bis in den Wahn. Irgendwann kann ich sie nicht mehr beeinflussen und bin felsenfest überzeugt, dass das Realität ist, dann geht die Psychose los, und ich kann sie nicht mehr aufhalten.« Ich nahm die Einladung nicht an, für seine Beruhigung Verantwortung zu übernehmen, mit der Begründung, ich könne das Risiko nicht ausschließen, dass sein Misstrauen in manchen Fällen begründet sei. Dieses bei Schizophrenien üblicherweise zu beobachtende Muster der Verantwortungsabgabe wurde von mir gestört, indem ich seine Unsicherheit nicht reduzierte, sondern als quasi existenzielles Risiko definierte, das er durchaus aushalten könne.

In der dritten Sitzung wurde deutlich, dass seine Mutter durch den von ihm gewünschten beruhigenden Zuspruch einen zirkulären Prozess unterstützte, der zur Aufrechterhaltung seiner Verhaltensweisen beitrug. Als Freunde, die er zu einem Fest eingeladen hatte, absagten, dachte er, gegen ihn werde etwas inszeniert. Er schilderte diese Ängste seiner Mutter und ließ sich von ihr – wie immer in beängstigenden Situationen – beruhigen. Es ist anzunehmen, dass er durch dieses Muster einen doppelten Gewinn hatte: Zum einen bekam er die Zuwendung durch seine Mutter, zum anderen ersparte er sich die Auseinandersetzung mit seinen Ängsten und seinen Freunden. Durch ihr stützendes Verhalten verstärkte sie dieses Muster. Da er die Beruhigung durch seine Mutter als sehr hilfreich empfand, gab ich ihm die paradoxe Aufgabe, er solle ausprobieren, wie er seine Mutter zu noch mehr beruhigenden Äußerungen veranlassen könne. Damit eröffnete ich ihm die Möglichkeit, das zirkuläre Muster zu erkennen, sodass es zukünftig nicht mehr unbewusst ablaufen konnte.

Vor der vierten Sitzung hatte der Patient ein Gespräch mit der Sozialarbeiterin des Sozialpsychiatrischen Dienstes gehabt, in dem sie ihm viele bohrende und aufwühlende Fragen gestellt hatte. Danach seien ihm »aus heiterem Himmel« wahnhafte Gedanken an eine »Inszenierung« gegen ihn gekommen. Meine Hypothese war, dass er eine Abgrenzung von der Sozialarbeiterin und einen Konflikt mit ihr vermied und den Schauplatz des Konflikts in einen diffusen Wahn verlegte. Ich ging dieser Hypothese nach und fragte ihn: »Was wären die Konsequenzen, wenn sich ein Zusammenhang herausstellen und Sie sagen würden, dass Sie nicht reden wollten?« Seine Antwort zeigte eine starke Angst vor Beendigung der Betreuung durch den Sozialpsychiatrischen Dienst, die er auf keinen Fall riskieren wollte. Ich intervenierte paradox: »In diesem Fall ist es besser für Sie, das Aufgewühltsein wahnhaften Ideen zuzuschreiben, die vom Himmel fallen, und es zu ertragen.« Meine Hausaufgabe am Ende der Sitzung steigerte noch diese Paradoxie: Ich deutete sein Problem dahin gehend, es scheine doch ein gewisses Risiko zu bestehen, dass er sich von der Sozialarbeiterin und ihren bohrenden Fragen abgrenzen wolle, womit er aber die Beziehung aufs Spiel setzen würde. Deshalb empfahl ich ihm, zehn weitere Methoden zu überlegen, wie er in diesem »gefährlichen« Fall gegebenenfalls den Konflikt deeskalieren könne. Diese Aufgabe löste Verwirrung bei ihm aus.

Für mich wurde in mehreren Sitzungen ein weiterer für Schizophrenie typischer zirkulärer Prozess offensichtlich: Auch die Eltern hatten einen Gewinn durch die Krankheit des Sohnes. Sein Umzug aus seiner Wohngemeinschaft zurück in das Haus zu ihnen hatte den häufigen Streit zwischen beiden deutlich reduziert, und die Anwesenheit des Sohnes bot der Mutter offensichtlich Schutz gegenüber dem verbal aggressiven Vater. Dieses positive Ergebnis seiner Rückkehr zu den Eltern verstärkte seine unbewusste Motivation, bei ihnen zu bleiben und auf Autonomie zu verzichten. Die bisherigen Gespräche hatten aber seine Wünsche nach Autonomie gestärkt. In der fünften Sitzung äußerte er die Absicht, sich von den Eltern mehr abzulösen und wieder bei ihnen auszuziehen. Auch hier intervenierte ich paradox und wies auf die von ihm erwähnten Risiken hin, z. B. auf verstärkten Streit der Eltern, ein »Spiel mit dem Feuer«. Er sollte dann als Hausaufgabe überlegen, wie er gegebenenfalls »versehentliche Verselbstständigungsschritte« wieder rückgängig machen könnte.

In der siebten Sitzung ging es ihm deutlich besser. Meine paradoxen Interventionen hatten bei ihm offensichtlich zuvor vermiedene Denkprozesse über die Risiken von Abgrenzung und Verselbstständigung ausgelöst mit dem Ergebnis, dass er diese Risiken nun realistischer und damit als tragbarer einschätzte. Er meinte nun, die Mutter sei »gut drauf«, die Eltern würden ihn nicht mehr brauchen und würden zurzeit einen Urlaub in Spanien verbringen. Die Mutter sei für sich selbst verantwortlich. »Ich kann mich nicht kaputt machen, nur weil es ihr schlecht geht.« Er habe in der Therapie viel über das elterliche Zusammenleben gelernt und einen Umgang gefunden, der gut sei. Er könne nun aushalten, wenn er mal nicht gut drauf sei. »Ich habe schon lange keine psychotischen Gedanken mehr gehabt, gehe gut mit mir um, höre auf mich und spüre mich. Das ist gut gefestigt.«

In den folgenden Monaten kam es zu einem kurzen Wiederaufflammen der psychotischen Ideen, als er im Urlaub bei einer befreundeten Familie auf engstem Raum ohne Abgrenzungsmöglichkeit lebte. Als Konsequenz brach er den Urlaub ab und erkannte im Therapiegespräch die Signalwirkung seiner »Gedanken an Inszenierung« in belastenden Situationen, in denen für ihn Abgrenzung und Verantwortungsübernahme anstünden. Er arbeitete neben der Rente auf 400-€-Basis, dehnte die Arbeit maximal aus und plante bei stabilem Wohlbefinden, nach dem Auslaufen seiner Zeitrente sich beruflich selbstständig zu machen und dann bei den Eltern auszuziehen. Die Therapie hatte bei ihm zu einer vermehrten Verantwortungsübernahme und Abgrenzung gegenüber den Eltern geführt und seine Selbstständigkeit gefördert. Die neuroleptische Behandlung wurde durchgehend weitergeführt.

Zusammenfassend: Der Patient handelte anfangs mehr oder weniger unbewusst und genoss den sogenannten sekundären Krankheitsgewinn durch seine Symptome: den engen Kontakt zur Mutter und ihren Trost bei Sorgen und Ängsten, den von ihm für notwendig gehaltenen Schutz der Ehe der Eltern dadurch, dass er zurück in ihr Haus zog, und die Betreuung durch den Sozialpsychiatrischen Dienst mit einem für ihn erträglichen Mittelmaß zwischen Nähe und Distanz. Er übernahm wenig Verantwortung für seine Handlungen und reagierte bei Konflikten und Ängsten mit einem inneren Rückzug mit der Folge psychotischer Symptome. In der Therapie wurden diese Muster offengelegt und damit gestört, und es wurden ihm mit neuen Sichtweisen auch neue Narrative für sein Leben angeboten, mit denen er experimentieren und schließlich besser und zufriedener leben konnte als mit den früheren Mustern. Er übernahm dann Verantwortung für seine Handlungen, indem er z. B. die Verantwortung für die Ehe der Eltern ablehnte, und merkte dabei, dass die von ihm früher befürchteten Folgen für die Eltern nicht eintraten, sondern dass sie ohne Streit miteinander in Urlaub gingen. Abgrenzung und Verantwortungsübernahme wurden für ihn bessere Alternativen als der frühere Rückzug in die psychotische Gedankenwelt.

3.7 Schizoaffektive Störungen

Eine schizoaffektive Störung wird diagnostiziert bei gleichzeitigem Vorhandensein schizophrener und depressiver oder manischer Verhaltensweisen. Hier ist die therapeutische Beschreibung einer Angst vor einer Niederlage bei Auseinandersetzungen hilfreich.

Betroffene und ihre Familienmitglieder kennen oft nur Macht oder Ohnmacht und keine Grautöne dazwischen. Sie haben Angst, eine Niederlage bei Auseinandersetzungen nicht verkraften zu können. Es ist ihnen auch nicht möglich, Konflikte nicht lösen zu wollen oder unentschieden zu lassen, da dies auf eine Niederlage hinauslaufen würde. *Schizophrene und manisch-depressive Muster* wechseln sich ab (Retzer 2004). Betroffene werden psychotisch, wenn sie unterschiedliche Dinge gleichzeitig wollen, oder sie leben in wochenlangen depressiven oder manischen Phasen. Im sozialen System finden sich nebeneinander, manchmal von verschiedenen Familienmitgliedern übernommen und rasch abwechselnd, harte und weiche Beziehungsrealitäten mit Eindeutigkeit bzw. Uneindeutigkeit der Kommunikation und Beständigkeit bzw. Veränderbarkeit der Interaktionsregeln und Beziehungen. In häufigen Streitgesprächen geht es um Rechthaben und Sieg. Da man aus der Innenperspektive das Entweder-oder-Muster im Kampf um die Macht nicht aufgeben kann, münden ausweglose oder ausweglos erscheinende Eskalationen schließlich in psychotische Gedankengänge und Verhaltensweisen. Die Diagnose einer Krankheitsepisode kann dann zu einer stationären Einweisung Anlass geben und damit durch die räumliche Distanz zum Umfeld eine Entlastung schaffen (»dissoziative Deeskalation«, Retzer 2004). In der Folgezeit kann durch eine Aufmerksamkeitsfokussierung auf dieses Geschehen eine sich selbst erfüllende Prophezeiung entstehen: Irgendein äußeres Ereignis führt zu Misstrauen und lässt die Befürchtung aufkommen, ein Konflikt könnte eskalieren und in eine ausweglose Situation münden; der Betroffene wird deshalb depressiv oder angespannt, wodurch die anfängliche Befürchtung bestätigt wird, sodass schließlich ein Kreislauf entsteht, der wirklich in der Psychose enden kann.

In der *systemischen Therapie* wird das Muster durch pragmatische Lösungen gestört. Konflikte sollen enttotalisiert werden. So müssen Entscheidungen nicht bis ans Lebensende gelten, sondern nur für einen begrenzten Zeitraum. Bei der Familientherapie ist eine soziale Neutralität wichtig und sollte immer wieder überprüft werden: »Wie könnte ich es erreichen, dass Ihr Mann glaubt, ich stehe eher auf Ihrer Seite? Was müsste ich tun, damit Ihre Frau denkt, ich würde für Sie Partei ergreifen? Wer von Ihnen wird es mir als Erster bekannt geben, wenn er mich als parteilich erlebt?« Der Therapeut kann sich das Versprechen geben lassen, dass die Beteiligten es äußern, wenn sie ihn nicht mehr als neutral erleben. Durch Stellen zirkulärer Fragen und durch Vermeiden von Antworten stört der Therapeut die Wirklichkeitskonstruktion der Familie, es gäbe objektiv richtige Sichtweisen und Positionen. Ähnliches wird durch gesplittete Botschaften (Teamsplitting) erreicht: »Wir haben gerade im Team über Ihr Problem diskutiert und konnten uns nicht einigen; ein Teil der Kollegen meinte, Sie sollten ...; andere Kollegen hielten das aber für falsch und empfahlen stattdessen ...« Eskalierenden Konflikten mit den damit einhergehenden massiven Affekten kann man durch Herstellen einer Außenperspektive begegnen: »Angenommen, ich würde den besten Freund Ihrer Familie fragen, wie er Ihre Beziehung sieht, was würde er mir sagen? Angenommen, ein Kameramann hatte bei Ihnen einen Film gedreht, was wäre jetzt auf dem Film zu sehen?« Wenn der Therapeut bei Konflikten Extrempositionen besetzt, kann der Patient oder seine Familie leichter mittlere Positionen einnehmen: »Was halten Sie für wahrscheinlicher: dass Ihre Frau Sie umbringt oder dass Sie Ihre Frau umbringen?«

3.8 Depression

Bei der *Depression* mit gedrückter Stimmung, Antriebsmangel und Lustlosigkeit ist die Annahme einer Angst vor Schwäche und depressiven Verstimmungen ein hilfreiches und im Gespräch anschlussfähiges Konstrukt.

Bei Patienten mit der Diagnose einer Depression führen Folgen einer erlernten Hilflosigkeit (Seligman 1992) und extrem hohe Erwartungen (»depressogene Grundannahmen«, Beck

1986) an sich selbst zwangsläufig zu Frustration und Versagensgefühlen. Sie überlasten sich bis zur Erschöpfung und werden schließlich durch die Depression quasi zur Ruhe gezwungen, die sie sich dann wegen des Krankheitsetiketts ohne Gesichtsverlust gönnen können. Ein *Depressionskreislauf* (Ruf 2005) kann bei leichten Verstimmungen in die Depression führen: Wenn man sich einmal schlechter fühlt und nun die Idee hat, das sei der Beginn einer Depression, fühlt man sich natürlich noch schlechter; das bestätigt die Idee, dass eine Depression beginnt, sodass man sich noch mehr deprimiert fühlt usw.

Therapeutisch hilft es, den Blick auf das familiäre System zu erweitern und nach dem Sinn der Depression zu fragen, also den Nutzen eines positiv konnotierten depressiven Rückzugs zu besprechen: »Was hat sich alles dadurch gebessert? Welche Auswirkung hat die Depression auf den familiären Streit?« Man kann das Symptom verschreiben: sich in bestimmten Situationen depressiv zu zeigen, auch wenn man gar nicht depressiv ist. Um eine aktive Einstellung der meist passiven Patienten hervorzurufen, sollte der Therapeut eher die passive Seite besetzen: »Ist die Zeit für eine mit Anstrengung verbundene Veränderung schon gekommen? Wäre es eher angebracht, in einer Klinik versorgt zu werden, um dort Kraft schöpfen zu können?«

Herr M., ein 48-jähriger Betriebswirt, der erfolgreich in einem Konzern arbeitete, hatte vor Jahren schon zwei depressive Phasen und kam dann bei der dritten Phase in noch depressivem Zustand nach der Klinik zu mir. Sein Wunsch war eine Psychotherapie zur Verbesserung seiner beruflichen Leistungsfähigkeit und zur Wiedereingliederung. Er arbeitete überaus gewissenhaft und perfektionistisch bis zur Erschöpfung. Durch die Erschöpfung kam er in die Depression, war dann weniger belastbar, konnte weniger arbeiten und versuchte, das durch noch mehr Engagement auszugleichen, was wiederum die Erschöpfung verstärkte. Problematisch und potenziell problemverstärkend erschien sein geäußertes Therapieziel: Ich solle durch Psychotherapie seine Leistungsfähigkeit verbessern. Mit meinem Therapieangebot führte ich deshalb einen relevanten Unterschied ein: »Ich bin nicht überzeugt, dass das Ziel, das Sie vorgeben, gut für Sie ist. Es könnte auch sein, dass es nicht gut für Sie ist, an diesem Arbeitsplatz wieder volle Leistung zu erbringen, weil das Erschöpfungsrisiko dort sehr groß ist. Möglicherweise war die Depression hilfreich, indem sie Sie vor Schlimmerem, wie zum Beispiel einem Herzinfarkt, geschützt hat. Deshalb kann ich Ihren Auftrag einer Psychotherapie zur Verbesserung der Leistungsfähigkeit und zur beruflichen Wiedereingliederung nicht annehmen. Ich würde Ihnen aber eine Therapie anbieten mit dem Ziel, eine bessere Lösung für Ihr Leben zu finden, egal, wie sie aussehen mag, mit oder ohne Arbeit.« Indem ich vorschlug, er könne sich im Notfall wieder in die Depression zurückziehen, gab ich implizit zu verstehen, dass ein Einfluss auf die Depression möglich sei. Wegen seines Perfektionismus empfahl ich ihm, bewusst kleine Fehler in anonymer Umgebung zu üben, z. B. sich an einer Warteschlange vorbeizudrängen. Ich sprach mit ihm durch, ob es besser sei zu sagen »Ich brauche Ruhe!« oder zu sagen »Ich will arbeiten, aber die Depression bremst mich!« Die zweite Aussage könnte bei der Familie oder beim Arbeitgeber vielleicht besser ankommen als die erste. Folgende spielerische Übung sollte er vorher mit seiner Frau absprechen: Er solle sich ab und zu depressiv zeigen, auch wenn er nicht depressiv sei; seine Frau solle danach raten, ob dies echt oder gespielt sei. Er führte die Aufgabe nicht durch, wurde trotzdem stabiler und konnte einen anderen Arbeitsplatz mit weniger Stress und geringerem Verdienst erhalten.

Eine Anerkennung des Opfers, das der Betroffene durch sein Engagement für die Familie erbringt, ist wichtig und kann in einem Opferritual verdeutlicht werden.

Eine 30-jährige Patientin mit mehreren depressiven Episoden in der Vorgeschichte wurde von ihren Schwiegereltern nicht respektiert, mehrfach verbal attackiert und in ihrer Kompetenz als Mutter massiv abgewertet. Trotzdem hielt sie ihrem Mann und dem siebenjährigen Sohn zuliebe den Kontakt zu ihnen aufrecht. Ihren Ärger über die Schwiegereltern bekam der Sohn zu spüren, indem sie ihn »ungerecht« behandelte. Ich gab ihr die Aufgabe, zu Hause eine Kommode zu einem Altar umzugestalten, die Bilder ihres Mannes und des Sohnes daraufzustellen und täglich davor zu sich zu sagen: »Ich stelle meine Bedürfnisse nach einem Bruch mit den Schwiegereltern zurück, mache gute Miene und opfere mich, um die Harmonie mit euch zu erhalten.« In der folgenden Sitzung berichtete sie von einer Besserung ihres Umgangs mit dem Sohn, weil sie sich jetzt klargemacht habe, dass sie sich für das Zurückstellen ihrer Bedürfnisse bewusst entschieden habe; sie sei nun weniger ungerecht und halte sich immer wieder vor: »Ich will das.«

3.9 Bipolare affektive Störungen

Patienten mit der Diagnose einer bipolaren affektiven Störung und phasenweise depressivem Rückzug oder aufgedrehtem manischem Verhalten sind der therapeutischen Deutung einer besonderen Angst vor Verlust oder Trennung von der Familie meistens gut zugänglich.

Wegen der Idee, Konflikte würden Beziehungen zerstören und man sei ohne Familie nicht lebensfähig, vermeidet man Konflikte und geht bei Meinungsverschiedenheiten oft einen Pseudokonsens ein. Dadurch lernt man natürlich auch nicht, konstruktiv zu streiten oder sich abzulösen, was wiederum die Idee, man sei ohne Familie nicht lebensfähig, verstärkt. Dieser zirkuläre Prozess trägt zur Aufrechterhaltung der psychischen Störung bei. Es liegt eine »harte Beziehungsrealität« (Stierlin 1981) vor: Man weiß, was richtig ist, und es gibt klare Regeln. Der Zentralkonflikt dreht sich um die Wünsche nach einerseits Zusammenbleiben, Nähe und Selbstkontrolle, andererseits nach Trennung, Distanz und Fremdkontrolle. Diese Strebungen werden in der depressiven und der manischen Phase zeitlich nacheinandergeordnet (»diachrone Dissoziation«, Retzer 2004). In Zeiten der Symptomfreiheit und verstärkt in der depressiven Phase übernimmt der Patient nur die Seite der Nähe, während er in der manischen Phase einseitig die Seite der Trennung und Distanz mit unkontrolliertem Verhalten lebt. Zur Aufrechterhaltung und Chronifizierung trägt die Einordnung der Störung als »Krankheit« bei. Vor allem manische Verhaltensweisen würden von Angehörigen nicht toleriert, wenn sie von absichtlichem und steuerbarem Verhalten ausgehen würden. Angehörige fokussieren ihre Aufmerksamkeit auf die Erkennung abweichender Verhaltensweisen des Patienten und setzen ihre Kontrollbemühungen bzw. Fürsorgemaßnahmen schon bei geringen Anlässen oder in Zeiten, in denen ein »Rückfall« erwartet wird, ein (vgl. Simon u. Weber 1992). Die eingrenzenden Kontrollmaßnahmen fördern dann eher ein Distanz schaffendes manisches Verhalten, was wiederum die Kontrollmaßnahmen verstärkt. Fürsorgebemühungen hingegen verstärken einen depressiven Rückzug des Patienten, der wiederum die Fürsorgemaßnahmen fördert. So erlaubt die Krankheitsdiagnose ein Zusammenbleiben und gleichzeitig das phasenweise Ausleben von Nähe- bzw. Distanzbedürfnissen.

Therapeutisch kann man den Patienten ermutigen, die Ungleichzeitigkeit des Nähe- und Distanzverhaltens aufzugeben und Gleichzeitigkeit auszuprobieren. Das kann spielerisch geschehen: in der manischen Phase depressives Verhalten üben, in der depressiven Phase manisches Verhalten. Man kann Angehörige einbeziehen und spielerisch raten lassen, wann das gezeigte Verhalten gespielt und wann es echt sei. Wichtig ist ein Hinterfragen des Krankheitskonzepts unter Wahrung einer Konstruktneutralität (Retzer 2004, vgl. S. 51). Man kann durchsprechen, welche Bedeutung und welche Konsequenzen es hätte, wenn man von bewusstem Verhalten statt von krankhaftem Verhalten des Patienten ausgehen würde. Dann kann man die Vor- und Nachteile der beiden Sichtweisen gegeneinander abwägen und überlegen, welche Sichtweise für den Patienten und seine Familie besser wäre. Die harte Beziehungsrealität kann durch eine geäußerte Ambivalenz des Therapeuten oder durch Teamsplitting (vgl. S. 77) aufgeweicht werden. Der Besprechung der Funktionen der manischen und depressiven Zustände kann eine Warnung folgen, auf diese Phasen dauerhaft zu verzichten. Auf Nachfragen können die Patienten meistens angeben, wie sie die Depression oder Manie wieder herholen können; die entsprechenden Verhaltensweisen zu unterlassen dient dann der Rückfallprophylaxe.

Die 28-jährige Frau A. hatte in sich den tief verankerten Gedanken: Alles ist elementar, trennende Gedanken führen zur Trennung. Ihr Vater hatte sich vor neun Jahren für alle unerwartet das Leben genommen, nachdem er es trotz schlechter Ehe wegen seines Verantwortungsgefühls bei der chronisch kranken und hilfsbedürftigen Mutter jahrelang ausgehalten hatte. Danach hatte die Patientin ihre erste depressive Phase. Die jetzige dritte Phase war durch Zweifel an ihrem Freund ausgelöst worden. Weil nach ihrer Wirklichkeitskonstruktion Zweifel die ganze Beziehung infrage gestellt hätten, verdrängte sie diese und wurde depressiv. Ihre Idee einer biologisch bedingten Depression stellte eine gewisse Problemlösung dar: Sie redete nicht mit ihrem Freund über ihre Zweifel, weil das Gespräch zur Trennung führen könnte. Ihr Freund blieb bei ihr, weil er von einer nicht beeinflussbaren Krankheit ausging und sie als Person für ihren inneren Rückzug nicht verantwortlich machte. So half die Idee der biologischen Depression, trotz trennender Gedanken zusammenzubleiben. Weil das funktionierte, wurde die Idee in einem zirkulären Prozess gestützt. In der Therapie wurden die Vor- und Nachteile der verschiedenen Sichtweisen durchgesprochen. Die Patientin wurde ihrem Freund gegenüber mutiger, es ging ihr besser, aber sie kam in eine leichte manische Phase. Wir sprachen die Zusammenhänge zwischen ihrer Vergangenheit und ihrem jetzigen Schwarz-Weiß-Denken durch. Hilfreich war meine Äußerung: »Es gibt noch etwas zwischen Glücklichsein und Selbstmord.« Einige Monate später machte ihr Freund ihr einen Heiratsantrag. Wieder kamen bei ihr Zweifel an der Beziehung, und sie wurde akut depressiv. Sie hatte nach der schwierigen Beziehung der Eltern und dem Suizid des Vaters die Vorstellung, dass Heirat eine Überforderung darstellen und schließlich nur noch Suizid als Ausweg bleiben könnte, ein Entweder-oder-Muster: Es gibt nur »perfekt« oder »tot«. Wieder ging es um die Frage, womit die Patientin besser leben konnte: depressiv beim Freund bleiben oder die Probleme in der Beziehung ansprechen? Ich intervenierte paradox: »Ich bin mir nicht sicher, ob mein Angebot des heutigen Therapiegesprächs gut war, weil herauskommen könnte, dass Ihre Angst vor der Heirat der Grund für die jetzige Depression ist; dann hätten Sie die Verantwortung dafür und müssten ihm sagen, dass Sie nicht heiraten wollen; es wäre einfacher zu sagen, dass die Depression eine Stoffwechselstörung ist.« In der folgenden Sitzung meinte sie, ich hätte sie verwirrt, aber an meiner Aussage sei etwas Wahres, seitdem gehe es ihr gut. Sie entschloss sich, den Heiratsantrag abzulehnen, aber mit ihrem Freund ein Haus zu bauen und die Zukunft zu planen. Die Depression war stabil verschwunden.

3.10 Dysthymia

Eine Dysthymia wird bei jahrelangen leichten depressiven Verstimmungen diagnostiziert. Sie kann in der Therapie als eine Angst vor Harmonieverlust mit Zurückstellen eigener Bedürfnisse gedeutet werden; man opfert sich auf und lernt somit nicht, Konflikte einzugehen und auszuhalten; das wiederum verstärkt die Angst vor Harmonieverlust in einem zirkulären Prozess.

In der *systemischen Therapie* ist das zentrale Thema das Abwägen der Chancen und Risiken von Veränderung im Sinne vermehrter Durchsetzung eigener Bedürfnisse und Äußern von Ärger und Aggressionen. Das Abwägen kann dann einerseits bedeuten, vor einer solchen Veränderung zu warnen, andererseits probeweise negative Reaktionen anderer zu provozieren, statt sie zu vermeiden. Hilfreich ist die paradoxe Aufgabe, in einer anonymen Umgebung ohne Risiko fehlerhaftes Verhalten (vgl. S. 66) zu üben. Der bisherigen Zurückhaltung kann ein positiver Sinn unterstellt werden (Reframing, positive Konnotation).

Die 35-jährige Frau R. klagte über fehlendes Selbstbewusstsein und massive Probleme mit ihrer dominanten Mutter, die sie psychisch belasten würden; jetzt bestehe die Frage, ob sie die Eltern zu dem bevorstehenden Geburtstag des elfjährigen Sohnes einladen müsse. Zur Klärung wurde ein Paargespräch anberaumt. Die Therapeutin erfragte von ihr und ihrem Mann die Ressourcen: woher sie die Kraft nehme, gegen den Psychoterror der Mutter zu bestehen. In hypothetischen Fragen führte sie die Möglichkeit ein, dass ihr Problem in der Art ihrer Konfliktlösung und nicht in fehlendem Selbstbewusstsein liegen könnte und dass sie von ihrer Fähigkeit zur Auseinandersetzung mit der Mutter keinen Gebrauch machen würde, weil die Mutter schon mit Selbstmord und Beziehungsabbruch gedroht hatte. Ihre Haltung, lieber sich zurückzunehmen und sich dabei schlecht zu fühlen, als der Mutter eine Konfrontation zuzumuten, wurde von der Therapeutin umgedeutet: »Das hat ja auch etwas sehr Aufopferungsvolles. Ich frag mich immer noch, ob es wirklich um das Selbstwertgefühl geht, ob es nicht eher ein Problem der Liebe ist, dass Sie Ihre Mutter so gern haben, dass Sie sich dann um sie Sorgen machen.« Am Ende dieses Gesprächs warnte die Therapeutin Frau R., dass die Mutter im Falle eines Konflikts noch mehr in eine Krise kommen könnte, und bot ein Familiengespräch mit ihren Eltern zusammen an. Zwei Wochen später gab Frau R. in einem kurzen Sprechstundengespräch die Rückmeldung, sie habe zwischenzeitlich selbstbewusst ihren Eltern gesagt, dass sie als Erwachsene behandelt werden wolle; sie brauche keine weiteren Therapiegespräche; die Sichtweise, sich aus Liebe den Eltern angepasst zu haben, sei sehr hilfreich gewesen.

3.11 Angststörungen

Bei Angststörungen kann eine Angst vor der Angst und eine Angst vor eigenen Autonomiebestrebungen, die als beziehungsgefährdend erlebt werden, gedeutet werden.

Betroffene handeln besonders autonom, übernehmen zu viel Verantwortung und übergehen die eigenen Geborgenheitswünsche; die Angstsymptomatik hilft nun dieser Seite: Wegen der Ängste gehen sie nicht mehr aus dem Haus, haben weniger Verantwortung und bekommen Geborgenheit durch die Familie. Sie unterdrücken Angst machende Wünsche nach Autonomie und Verantwortungsübernahme und versuchen, die Angst im Bewusstsein unter Kontrolle zu halten. Weil aber die Angst durch Unterdrückungsversuche noch mehr in den Fokus der Aufmerksamkeit gerät, muss man sie noch stärker kontrollieren; usw. (Schumacher 2008). Der Versuch, Angst zu verdrängen, verstärkt längerfristig diese Angst (Koster et al. 2003). Die begleitenden körperlichen Symptome der Angst, wie z. B. Herzklopfen, können in einen Angstkreislauf münden, wenn sie als Vorzeichen eines Panikanfalls gedeutet werden, und so die Angst vergrößern, was wiederum die körperlichen Symptome verstärkt (Beck u. Emery 1981).

In der *Therapie* wird Angst neu bewertet als hilfreiches Warnsignal bei Gefahren. Die Störung des Patienten wird umgedeutet als Problem, normale Angst nicht ertragen zu können; eine normale Angst könne man nicht wegbekommen; demzufolge könne das Therapieziel nur sein, Angst ertragen zu lernen. Wenn der Patient bereit ist, aktiv zu üben, kann das Produzieren und Ertragenlernen von Angst als Hausaufgabe gegeben werden.

Die 24-jährige Frau G. hatte seit Jahren Angst davor, sich durch verdorbene Lebensmittel zu vergiften, sodass ihr in der Öffentlichkeit übel würde und sie sich erbrechen müsste. Sie vermied es auch, allein Auto zu fahren und öffentliche Verkehrsmittel zu benutzen und war in ihrer Lebensweise sehr eingeschränkt. Von ihrer Mutter früher vernachlässigt, lebte sie nur für ihren Sohn und befürchtete im Fall ihres Todes das Schlimmste für ihn. Ich äußerte meine Anerkennung für ihre vorsichtige Haltung und besprach mit ihr die Risiken im Falle der Besserung ihrer Ängste. In der vierten Therapiesitzung teilte ich ihr mit, dass diese Ängste grundsätzlich nicht weggehen könnten, weil das Risiko, zu spucken oder sich zu vergiften und zur Spucktüte greifen zu müssen, nicht sicher auszuschließen sei; ihr Problem sei ihre Angst vor der Angst, deshalb werde ihr schon aus Angst übel. Was ihr helfen könne, sei, Angst ertragen zu lernen. Nach ihrer Einwilligung bat ich sie um ihre Einschätzung, wie viel Angst sie auf einer fiktiven Angstskala zwischen 0 und 100 maximal ertragen könne. Ihre Antwort war 90. Daraufhin gab ich ihr die Hausaufgabe, jeden Tag für eine

Viertelstunde einen Angstlevel von 80, also unterhalb des für sie maximal Erträglichen, zu provozieren und ertragen zu lernen. Wir besprachen dann, wie sie die Angst provozieren könne: indem sie ohne Spucktüte aus dem Haus gehe. Je weiter sie von zu Hause weg sei, umso stärker werde die Angst. Sie sollte nun für die Übung so weit weggehen, dass der Level 80 erreicht würde, und das für eine Viertelstunde aufrechterhalten. Bei der nächsten Sitzung vier Wochen später gab sie an, die Angst sei völlig weggegangen.

Die Funktion des Symptoms im sozialen Umfeld und die Risiken bei Aufgabe des Symptoms, eventuell mit der Folge vermehrter Autonomiebestrebungen, sind wichtige Themen. Man sollte eher vor einem (zu schnellen) Verlust der Angst warnen und besprechen, wie man die Angst notfalls wieder herholen könnte. Bei Angststörungen herrscht häufig die Idee des Perfektionismus vor. Alternativ kann die Idee eingeführt werden, die vorliegende Erfolgsorientierung sei im Leben sicherlich sinnvoll, aber bei extremer Ausprägung anstrengend; dem Patienten fehle eine ausgleichende Misserfolgserfahrung, um mit den im Leben immer wieder vorkommenden Fehlern besser umgehen zu können. Wenn er den Ausgleich lernen wolle, könne er Fehler üben (vgl. S. 66).

3.12 Zwangsstörungen

Bei Menschen mit Zwangsgedanken und Zwangshandlungen können meistens Ängste, sich schuldig zu machen, beschrieben werden.

Normale Gedanken und Impulse zu autonomem und abgrenzendem Verhalten (nicht mehr so gewissenhaft zu kontrollieren wie die Eltern, aggressiv zu sein) werden als zerstörerisch empfunden, weil Denken (man könnte den Herd auszuschalten vergessen oder jemanden zusammenschlagen) und Handeln gleichgesetzt werden. Um sich dabei nicht schuldig zu machen, versuchen Betroffene zwanghaft, ihre Gedanken und Gefühle zu kontrollieren, was aber prinzipiell nicht gelingen kann. Durch Kontrollrituale werden Angst und Anspannung allenfalls kurzfristig reduziert; das zwangsläufige Misslingen der Kontrollversuche verstärkt die Angst und bestätigt auch die Relevanz dieser Gedanken und Befürchtungen, was in einem *zirkulären Prozess* Zwangsgedanken und Zwangshandlungen aufrechterhält. Zwangssymptome helfen damit oft zu kurzfristiger Verdrängung und Neutralisierung aggressiver und abgrenzender Impulse und stabilisieren Beziehungen. Der Patient kann sich dann durch die Symptome abgrenzen, ohne einen Beziehungsabbruch befürchten zu müssen, allerdings mit dem längerfristigen Preis einer sozialen Isolation und eines Verlusts sozialer Kompetenzen.

Im Vordergrund der *systemischen Therapie* steht eine Störung dieser zirkulären Prozesse mit dem Ziel, Angst und Schuld ertragen zu lernen. Die Funktion des Symptoms und die Risiken bei Aufgabe des Symptoms werden besprochen, verbunden mit einer positiven Umdeutung der Symptomatik als etwas Nützliches im sozialen Kontext des Patienten. Man kann die Idee einer Selbstaufopferung zugunsten des Familienzusammenhalts einführen und in einem Opferritual (vgl. S. 80) verdeutlichen. Die Umdeutung, der Patient habe nicht gelernt, mit Angst und Schuld umzugehen, kann bei entsprechender Veränderungsmotivation zur Hausaufgabe führen, er solle in anonymer Umgebung harmlose »Fehler üben« (vgl. S. 66) und dabei lernen, Angst und Schuld zu ertragen – z. B. kontrollierte eine Patientin ausgehende E-Mails immer mehrfach auf Schreibfehler hin; ich gab ihr die Aufgabe, in jede private E-Mail einen kleinen Schreibfehler einzubauen. Alternativ kann man die Aufgabe geben, sich täglich eine halbe Stunde Zeit zu nehmen, um alle Ängste und schlimmen Befürchtungen hochkommen zu lassen und zu ertragen. Unter Wahrung einer Veränderungsneutralität sollte allerdings vor einem zu schnellen Aufgeben des Symptoms gewarnt werden. Bei Zwangshandlungen kann eine Symptomverschreibung mit verändertem Handlungsablauf das problematische Muster stören:

> »Immer, wenn Sie das Gefühl haben, diese Dinge, die Sie nicht lassen können, tun zu müssen, sträuben Sie sich nicht dagegen. Versuchen Sie nicht, den Drang zu unterdrücken, sondern wiederholen Sie Ihr Ritual bewusst zehnmal – exakt zehnmal! Nicht neunmal, nicht elfmal, sondern genau zehnmal! Sie müssen es nicht tun – aber wenn Sie es einmal tun, tun Sie es zehnmal! Nicht mehr, nicht weniger!« (Nardone 1997, S. 87).

Die 27-jährige Frau L. hatte in der Kindheit ihrer an Kontrollzwängen leidenden Mutter beim Kontrollieren helfen müssen und dann selbst im Alter von 22 Jahren mit Beginn ihrer Beziehung zum jetzigen Freund Zwangsgedanken und Kontroll- und Waschzwänge entwickelt. Sie befürchtete, bei geringsten Erkältungen andere anstecken zu können, und zog sich von Freunden und Verwandten zurück. Von der Psychotherapie erwartete sie, das Händewaschen zu reduzieren und mehr mit Freunden zu unternehmen. In der systemischen Therapie wurde die Funktion des Symptoms durchgesprochen: Sie vermied dadurch, sich in irgendeiner Weise schuldig zu machen. Das Risiko, nach einer erfolgreichen Therapie weniger zu kontrollieren und dadurch vielleicht Fehler zu machen oder andere mit einer Erkältung anstecken zu können, wollte sie auf sich nehmen, aber ihre Gewissenhaftigkeit nicht verlieren. Nach meiner Hausaufgabe, in anonymer Umgebung ohne wirkliches Risiko »Fehler zu üben«, erprobte sie im Urlaub verbotene Dinge und nahm z. B. den Kaffee und einen Aschenbecher von der Bar mit zum Liegestuhl, ohne damit eine Katastrophe auszulösen. Sie wagte es auch, ihr Handtuch erst nach der zweiten Benutzung zu waschen und den Föhn noch warm in die Schublade zu legen. Ihrer Ambivalenz zwischen Sicherheitsdenken und Veränderungswunsch begegneten wir mit einem Teamsplitting (vgl. S. 77). Während die Cotherapeutin ihr empfahl, weiterhin ihre Kontrollzwänge aufzugeben und damit »riskante« Dinge zu üben, warnte ich davor und empfahl ihr, noch mehr die Risiken dieser Verhaltensänderungen durchzudenken. Der Freund schien Gefallen daran zu haben, sie wegen ihrer Zwänge zu bemuttern, und nahm auch immer ihre Entschuldigung an, wenn sie ihn wegen der Symptome nicht zu seiner Mutter oder zu Freunden begleiten wollte; die Aufgabe ihres Zwangsverhaltens könnte sie selbstständiger und mutiger machen, ihr Verhältnis umdrehen und damit die Beziehung gefährden. Nach der Erörterung dieser Funktion der Symptome gab ich ihr paradox »keine Hausaufgabe, weil das zu einer Veränderung führen könnte und das für die Beziehung gefährlich wäre«; sie solle zuerst mit ihrem Freund klären, ob er mit ihrer Veränderung klarkäme. In der nächsten Sitzung meinte sie, er habe ihre Befürchtungen entkräftet. Ihren Zwangsgedanken über befürchtete Katastrophen begegnete ich mit der Aufgabe, sie solle täglich fünf Minuten alle schlimmen Gedanken hochkommen lassen und ertragen lernen. Es fanden insgesamt zehn Sitzungen in etwa vierwöchentlichen Abständen statt. Bei Therapieende hatte sie das Antidepressivum weggelassen; die Zwangsgedanken und -handlungen waren deutlich abgeschwächt und die Kontrollrituale auf zwei- bis dreimaliges Kontrollieren reduziert, was sie jetzt als normal einstufte.

3.13 Dissoziative Störungen

Eine dissoziative Störung wird nach ICD-10 (Dilling et al. 1993) diagnostiziert bei einer Störung der Integration bezüglich der Erinnerungen an die Vergangenheit, des Identitätsbewusstseins, der aktuellen Empfindungen oder der Kontrolle über Körperbewegungen; ein Zusammenhang mit Belastungen, Problemen oder gestörten Beziehungen wird meist von einem außenstehenden Beobachter gesehen, von dem Betroffenen jedoch negiert; dieser führt seine Probleme auf die dissoziativen Symptome zurück, wie z. B. Erinnerungsverlust, plötzliches Weglaufen mit Annahme einer neuen Identität, fehlende Reaktion auf äußere Reize, Lähmungen, Krampfanfälle, Sehstörungen oder Identitätsstörung mit der Erscheinung multipler Persönlichkeiten.

Dissoziative Phänomene dienen der Bewältigung von Stress und traumatischen Situationen und können auf einem Kontinuum angeordnet werden zwischen normalen Tagträumen bis hin zu schwerem Abgleiten aus der Realität in abgespaltene Persönlichkeitsanteile. Man kann sich die Entstehung der dissoziativen Identitätsstörung so vorstellen: Ein traumatisiertes Kind fantasiert, die Traumatisierung sei nicht ihm, sondern einer anderen Person widerfahren; dadurch bilden sich Alternativpersönlichkeiten heraus, die sich an die Traumatisierung nicht mehr erinnern. Die dabei erlernte Fähigkeit, dissoziative Symptome zu entwickeln, wird auch nach Ende der Traumatisierung schon bei gering erscheinenden äußeren Belastungen immer wieder eingesetzt, um sich diesen Situationen zu entziehen, anstatt eventuell dahinter stehende Konflikte zu lösen.

Die vorwiegend narrative *Behandlung* erfolgt ähnlich wie bei der posttraumatischen Belastungsstörung (Fiedler 2001; Hanswille u. Kissenbeck 2008). Die belastenden, zum Teil abgespaltenen Erinnerungen werden durchgesprochen mit dem Ziel, sie in die Gesamtpersönlichkeit zu integrieren. Bei der Ego-State-Arbeit oder Teile-Arbeit kann man metaphorisch den abgespaltenen Persönlichkeitsanteilen eine Stimme verleihen, um sie in kleinen Schritten in die Gesamtpersönlichkeit zu integrieren. Die Funktion der Symptome kann unter Wahrung von Veränderungsneutralität durchgesprochen werden: Sie sind einerseits hilfreich, andererseits mit einem Preis des Leidens und der Lebenseinschränkung verbunden.

3.14 Somatoforme Störungen

Von einer somatoformen Störung spricht man, wenn ein Patient wiederholt massive körperliche Symptome darbietet, für die es keine ausreichende organmedizinische Erklärung gibt.

Menschen mit somatoformen Störungen leben mit der Wirklichkeitskonstruktion, bestimmte körperliche Beschwerden nicht ertragen zu können. Sie stufen sich als schwach, nicht belastbar und körperlich verletzlich ein und vermeiden Situationen, die ihre Beschwerden auslösen. Übertriebene Vorstellungen von Gesundheit als völliger Symptomfreiheit führen zu überhöhten Ansprüchen an die Medizin (vgl. Löwe u. Clement 1998; Morschitzky 2000).

Die *systemische Therapie* zielt auf eine Umorientierung von der bisherigen Schonhaltung zu einer aktiven Haltung des Ertragens gewisser körperlicher Beschwerden. Der Therapeut sollte dabei als Anwalt der Schonung auftreten, damit der Patient die andere Seite (Aktivität) der Ambivalenz besetzen kann. Für eine tragfähige therapeutische Beziehung ist es wichtig, an die Wirklichkeitskonstruktion des Patienten anzukoppeln und auf seine besondere Sprache einzugehen, emotionale Erfahrungen über physische Beschwerden auszudrücken (McDaniel et al. 1995). Statt der alternativen Sicht auf das Symptom als organisch versus psychisch kann eine Sowohl-als-auch-Haltung angeboten werden mit psychosomatischen und neurobiologischen Erklärungsmodellen (Schweitzer u. von Schlippe 2006). Ein intensiveres Schmerzerleben kann als Folge von Angst und depressiven Verstimmungen oder als Folge psychisch bedingter Muskelverspannungen gedeutet werden. Das Modell des Schmerzgedächtnisses kann eine Aufrechterhaltung chronischer Schmerzen erklären, unabhängig von externen Reizen. Beobachtungsaufgaben und lösungsorientierte Fragen nach Ausnahmen vom Problem können Hinweise auf die Funktion des Symptoms geben. Nicht selten wird deutlich, dass der Patient in der Vergangenheit eigene Bedürfnisse nach Schonung missachtete und sich in Aktivitäten für Familie oder Beruf verausgabte. Dann kann die Aufgabe hilfreich sein, dem vernachlässigten Körper durch Sport oder andere Zuwendung mehr Aufmerksamkeit zu schenken. Als Symptomverschreibung kann ihm die Hausaufgabe gegeben werden, die von ihm gefürchteten Körpermissempfindungen jeden Tag eine halbe Stunde lang zu provozieren und sich (eventuell mit geschlossenen Augen) darauf zu konzentrieren, um sie ertragen zu lernen. Wenn Angst vor peinlichen Situationen zu vegetativen Symptomen, wie Zittern oder Erröten, führt, kann das Ertragenlernen peinlicher Situationen geübt werden. Unter Wahrung einer Veränderungsneutralität können Gewinn und Preis von Veränderungen abgewogen werden.

Die 39-jährige Frau K. litt nach einem Magen-Darm-Virus an Erbrechen, Durchfall, Schwindel, Panikattacken und Gewichtsabnahme. In einer stationären psychosomatischen Behandlung konnte sie ihr Gewicht wieder normalisieren, während Schwindel und Ängste persistierten und dann auch Schmerzen am ganzen Körper hinzukamen. Sie führte ihre Beschwerden auf die strenge Erziehung des Vaters und auf ihre eigenen hohen Maßstäbe zurück. Eine Entlastung brachte ihr die Aufgabe, täglich eine Viertelstunde zu betrauern, dass nicht alles perfekt sein kann. Möglichkeiten des Einflusses auf ihre Schmerzen bekam sie durch die Erörterung der Kontextbedingungen und durch die Aufgabe, täglich 15 Minuten die Schmerzen zu verstärken und ertragen zu lernen. Nachdem sie sich in der Vergangenheit immer zu viel zugemutet hatte, lernte sie, sich Auszeiten zu gönnen und Zeit für sich zu nehmen. Die Aufgabe, »Fehler zu üben« (vgl. S. 66) schaffte ihr Distanz zu ihrem sich selbst auferlegten Perfektionismus. Nach 18 Sitzungen im Zeitraum von zwei Jahren ging es ihr deutlich besser, und sie konnte die noch ab und zu auftretenden vegetativen Beschwerden und Schmerzen als Signal für eine ungesunde Lebensweise sehen und ihr Leben mehr nach ihren eigenen Bedürfnissen ausrichten.

3.15 Essstörungen

Bei Essstörungen wird Essen eingesetzt zu dem Zweck, Probleme zu bewältigen. Man unterscheidet im Wesentlichen Anorexie, Bulimie und Binge-Eating-Störung.

Die *Anorexia nervosa* oder Magersucht geht mit einer lebensbedrohlichen Gewichtsabnahme durch Essensrestriktion, mit provoziertem Erbrechen, Abführmittelmissbrauch und/oder exzessivem Sport einher (vgl. zum Folgenden Weber u. Stierlin 1989; Selvini Palazzoli et al. 1999; Reich u. Buss 2002; Reich 2003; Nardone 2003). Häufig schützt sich die Herkunftsfamilie nach außen durch starre Grenzen, während in der Familie eine klare Hierarchie fehlt und die Grenzen generationsübergreifend durchlässig sind. Die familiäre Ideologie der Selbstlosigkeit führt zu einem Wettkampf des Opferns und der Märtyrer. Offene Konflikte werden vermieden; man klagt oder klagt andere an und führt bei Forderungen nicht eigene Wünsche und Anliegen ins Feld, sondern eigenes Leiden (»Was tust du mir an? Du machst mich krank!«) oder moralische Pflichten Dritten gegenüber. In der Familie werden das Anbieten des Essens als Ausdruck der Mutterliebe und die Zurückweisung des Essens als Zurückweisung der Mutterbeziehung verstanden. Mit der Kontrolle der Mahlzeiten werden so auch die Beziehungen kontrolliert. Meistens sind dann Mädchen in der Pubertät und in der Phase der Ablösung von den Eltern betroffen. In vielen Fällen lösen bei dem betroffenen Mädchen Bemerkungen anderer über sein Gewicht einen Entschluss zur Gewichtsabnahme aus; es erlebt nun durch die Gewichtsabnahme die in der Familie vorher nicht mögliche Autonomie und Macht und kann durch die Essensverweigerung gegen die Bevormundung insbesondere durch die Mutter protestieren. Paradoxerweise führt die dadurch gewonnene Autonomie zu einer verstärkten Abhängigkeit, weil die Mutter das Mädchen nun vermehrt kontrolliert und sich grenzüberschreitend in seine Essgewohnheiten einmischt. Häufig wird die Ehe zerstrittener Eltern durch die gemeinsame Sorge um die Tochter stabilisiert. Trotz der Macht über die Eltern durch das Symptom fühlt sich das betroffene Mädchen ohnmächtig und unzulänglich und hat Angst vor Grenzverletzungen und Kontrolle wie auch davor, aus der Familie ausgestoßen zu werden.

Bei der *Therapie der Anorexie* vermischen sich oft ein Kontroll- und ein Therapiekontext (Schweitzer u. von Schlippe 2006). Wenn möglich, sollten die beiden Kontexte getrennt werden, z. B. in der Klinik durch eine erste Gewichtssteigerungsphase vor der eigentlichen Psychotherapie; im ambulanten Bereich können die Gewichtskontrolle und die Entscheidung über eine Klinikeinweisung durch den Hausarzt erfolgen, sodass in der Beziehung gegenüber dem Psychotherapeuten kein Misstrauen entsteht. In der systemischen Therapie werden die rigiden Glaubenshaltungen der Patientinnen und Familien und der Krankheitsmythos durch zirkuläre Fragen aufgeweicht: »Wann hat Ihre Mutter zu glauben begonnen, dass die Welt schlecht und gefährlich und die Familie der einzige Ort ist, an dem man sich sicher fühlen kann? Von welchem Geburtstag an werden die Eltern der Tochter zutrauen, dass sie selbst auf sich aufpassen kann? Wer in der Familie würde sich am ehesten als Egoist sehen, wenn er etwas für sich selbst in Anspruch nimmt? Wann hat die Mutter begonnen, das Verhalten der Tochter für eine Krankheit zu halten? Wann ist die Tochter zum ersten Mal in den Hungerstreik getreten?« Eine Kontextualisierung erfolgt durch Fragen nach Ausnahmen vom Symptom und nach Interaktionszirkeln in der Familie: »Was müsste die Mutter tun, wenn sie die Patientin dazu bringen wollte, ihr Fasten zu verstärken?« Das Symptom kann als Opfer für den Zusammenhalt der Familie umgedeutet werden. Gewinn und Preis einerseits der Macht gebenden Symptome, andererseits der Symptomaufgabe werden gegeneinander abgewogen. Bei Problemen mit der Weiblichkeit kann einer Patientin verordnet werden, sich nach dem Duschen immer vor dem Spiegel einzucremen, sich zu betrachten und zu genießen, was ihr am eigenen Körper gefällt, aber auch zu üben, Dinge zu ertragen, die ihr nicht gefallen. In der Familientherapie können paradoxe Aufgaben (die Essprobleme der Tochter zu verstärken) oder eine Veränderung des Zeitablaufs (genau eine halbe Stunde später als üblich zu erbrechen) festgefahrene Muster stören.

In den Herkunftsfamilien der meist normalgewichtigen Patientinnen mit einer *Bulimia nervosa* (vgl. zum Folgenden Gröne 1995; Reich 2003) herrscht eine ausgeprägte Leistungsorientierung vor mit Forderungen nach Impulskontrolle (»Man muss sich beherrschen und darf sich nicht gehen lassen«). Patientinnen leben mit der Wirklichkeitskonstruktion, sie müssten immer für andere da sein und ihre Bedürfnisse hintanstellen, sie seien zu dick, und unkontrolliert zu essen sei gefährlich. Auslöser für bulimisches Verhalten sind oft Situationen, in denen sich die Frauen beobachtet und beurteilt fühlen und mit ihrer niedrigen Selbstachtung glauben, dieser Beurteilung nicht genügen zu können oder zurückgewiesen zu werden. Unkontrolliertes lustvolles Essen hilft, die Gefühle im Alltag zu kontrollieren und die eigenen Bedürfnisse zurückzustellen. Das Erbrechen verhindert eine Gewichtszunahme und erlaubt, in einer konsumorientierten Gesellschaft unbegrenzte Nahrungsmengen zu genießen und dennoch weiblichen Idealfigurnormen zu entsprechen. Es entwickelt sich ein zirkulärer Prozess mit dem Versuch einer Gefühlskontrolle durch Essen; anschließend entstehen Versagensgefühle durch den Kontrollverlust, kompensatorisches Erbrechen und erneute Versagensgefühle. Der Versuch, Kontrolle über diese Essattacken und die Bulimie zu bekommen, ist prinzipiell zum Scheitern verurteilt.

Bei der *Therapie der Bulimia nervosa* werden die Selbstabwertung und die Selbstkontrolle durch eine positive Umdeutung der Symptome gestört, z. B. als »Denkpause, sinnvolle Sicherheitshandlung« oder im Sinne einer Externalisierung als »Freundin, die nicht mehr bekämpft werden muss«. Eine möglicherweise auftretende Gewichtszunahme kann als Zeichen zunehmender Verantwortung, sich »gewichtiger« zu nehmen, gedeutet werden, Angst als Hinweis auf mehr Lebendigkeit. Wenn die Bulimie etwas Positives darstellt, muss sie nicht mehr bekämpft werden. Die Funktion des Symptoms wie auch der Preis für das Aufgeben bulimischen Verhaltens können erörtert werden. Mit der paradoxen Aufgabe, Fehler zu üben (vgl. S. 66), kann die Patientin lernen, »perfekter zu werden im Ertragen des Nicht-perfekt-Seins«. Eine Veränderung des Zeitablaufs kann den Kreislauf des Essens und Erbrechens stören, z. B. eine halbe Stunde nach dem Essen zu warten, bevor erbrochen wird. Wenn das Ritual des Essens und Erbrechens eine starke Lustquelle darstellt, kann zur Vorbeugung gegen einen Heißhungeranfall täglich ein kleiner Verstoß gegen die Ernährungsregeln empfohlen werden. Bei bulimischem Verhalten infolge von Überarbeitung kann man empfehlen, statt des Kaufs von Essen und bulimischen Verhaltens den Magen zu schonen und für jede halbe Überstunde am Arbeitsplatz einen 5-Euro-Schein zu zerreißen und im Klo hinunterzuspülen. Wenn die Patientin ihren eigenen Bedürfnissen zu wenig gerecht wird, kann man sie auffordern, jeden Abend Fotos von allen Menschen, denen sie gerecht werden will, anzuschauen und die Person auf dem Foto jeweils zu fragen: »Was muss ich morgen tun, damit ich dir gerecht werde?«

Eine *Binge-Eating-Störung* mit »Fressanfällen« und Kontrollverlust ist meistens mit Übergewicht verbunden. Der Wechsel zwischen Kontrolle im Alltag und Kontrollverlust beim Essen kann verschiedene Funktionen haben (vgl. Nardone 2003), z. B. Essen als Schutz, verbunden mit einem Bedürfnis nach Hemmungslosigkeit in anderen Bereichen, Essen als Dämon bei starken Moralempfindungen mit Schuldgefühlen bei Essattacken, Essen als Lustgewinn zur Kompensation einer Leere im Leben oder Essen im Rahmen eines dysfunktionalen Wechsels von Diät und Gewichtszunahme. In der Kindheit von Betroffenen kam es häufig zu Misshandlungen und emotionalem wie auch sexuellem Missbrauch mit der Folge eines geringen Selbstwertgefühls; sie vermeiden oft Konflikte, indem sie negative Emotionen zurückhalten und zur Beruhigung essen. In einem zirkulären Prozess verlernen sie immer mehr, sich mit anderen auseinanderzusetzen.

In der *systemischen Therapie der Binge-Eating-Störung* werden die Funktion des Symptoms und der Preis für das Aufgeben des Essverhaltens besprochen. Paradoxe Interventionen können das Problemmuster übertreiben:

> »Iss zu den Mahlzeiten, was du willst – mach dann aber Folgendes: Jedes Mal, wenn du etwas isst, was nicht auf dem Programm steht, musst du es fünfmal essen. Wenn du zum Beispiel ein Stück Schokolade isst, musst du fünf Stücke Schokolade essen. Wenn du ein Stück Kuchen isst, musst du fünf Stücke essen. Also: Wenn du eins isst, isst du fünf – keins mehr und keins weniger. Du musst nichts essen, was nicht zu deiner Diät gehört, aber *wenn* du es tust – dann gleich fünfmal. Das heißt, entweder isst du die Sache fünfmal oder gar nicht« (Nardone 2003, S. 69; Hervorh. im Orig.).

Eine Erlaubnis zum Genießen kann das schlechte Gewissen reduzieren und zu einem besseren Verhältnis zum Essen verhelfen. Parallel dazu sollten Ernährungsberatung und sportliche Aktivitäten stattfinden.

3.16 Sexuelle Funktionsstörungen

In der (defizitorientierten) Klassifikation ICD-10 werden unter anderem folgende sexuelle Funktionsstörungen genannt: vermindertes oder gesteigertes sexuelles Verlangen, sexuelle Aversion, Versagen genitaler Reaktionen, Orgasmusstörung, Ejaculatio praecox, nichtorganischer Vaginismus. Die *systemische Betrachtung* hingegen klammert die Fragen einer Verhaltensnorm oder einer möglicherweise zugrunde liegenden organischen Störung aus und stellt das Begehren und Differenzen des Begehrens zwischen den Partnern in den Mittelpunkt der Beratung und Therapie (Clement 2004). Patientinnen und Patienten leiden z. B. nicht an einem »verminderten« sexuellen Verlangen, sondern an der Bedeutung, die ihm vom Partner oder der Gesellschaft gegeben wird (Schweitzer u. von Schlippe 2006). Sexuelle Funktionsstörungen treten häufig als Folge von Problemen in der Nähe-Distanz-Regelung eines Paares auf und reduzieren Angst, weil durch die Störung ein Level gefunden wird, der beiden eine gewisse Sicherheit gibt und vor überraschenden Nähewünschen des Partners wie auch vor einem Auseinanderbrechen der Beziehung schützt. Zum Beispiel kann einer Erektionsstörung des Mannes die Funktion zukommen, vor einem Fremdgehen zu schützen (vgl. Brandenburg u. Kersting 2001).

Die *systemische Therapie* sollte als Paartherapie erfolgen und hat das vorrangige Ziel, festgefahrene Muster in der sexuellen Interaktion zu stören und das Veränderungspotenzial der unentdeckten sexuellen Seiten zu nutzen. Die Funktion des Symptoms für die Beziehung und die Risiken bei Aufgabe des Symptoms werden in der Therapie bearbeitet. Eine Neutralität ist wichtig bezüglich der Frage, ob ein Leben mit oder ohne Sex besser sei. Mit So-tun-als-ob-Verschreibungen können verfestigte Verhaltens- und Eigenschaftszuschreibungen verflüssigt werden. Bei überhöhten Leistungsnormen mit der Folge von Erektionsstörungen kann die paradoxe Intervention eines vorübergehenden Koitusverbots bei Erlaubnis für andere sexuelle Handlungen entlasten. Die Therapie des Vaginismus kann neben einem Koitusverbot auch das Einsetzen von Hegar-Stäben, die die Frauen selbst oder die Partner einführen, umfassen (Brandenburg 1998). Bei Ejaculatio praecox kann die paradoxe Aufgabe gegeben werden, mit der Partnerin sexuell zu verkehren, dabei aber auf jeden Fall zu verhindern, dass sie zum Orgasmus kommt. Das Veränderungspotenzial der unentdeckten sexuellen Seiten kann zugänglich gemacht werden durch die Übung, beide Partner sollen unabhängig voneinander ihr »ideales sexuelles Szenario« entwickeln. Wenn der Therapeut bei einer asymmetrischen Beziehung mit einer sexuellen Kollusion (Clement 1996) dazu eingeladen wird, Partei für eine Sichtweise und damit für einen Partner zu ergreifen, ist eine soziale Neutralität (vgl. S. 51) wichtig. Bei symmetrischen Koalitionen können Asymmetrie betonende Aufgaben beiden helfen, eigene Wünsche zu entwickeln, z. B. die Aufgabe, die Partner sollen sich auf zwei separate erotische Situationen einlassen: In der einen soll ausschließlich gemacht werden, was die Frau möchte, in der anderen, was der Mann möchte (Clement 2004). Bei offen demonstrierter Gemeinsamkeit der Partner muss der Therapeut darauf achten, weder vereinnahmt (wenn er sich in die Harmonie einfügt) noch ausgestoßen (wenn er konfrontiert) zu werden.

3.17 Borderline-Syndrom und andere Persönlichkeitsstörungen

Persönlichkeitsstörungen werden nach ICD-10 (Dilling et al. 1993) diagnostiziert, wenn sich tief verwurzelte, anhaltende Verhaltensmuster als starre Reaktionen in unterschiedlichen Lebenslagen zeigen und daraus erhebliche subjektive Beschwerden des Betroffenen oder ein nachteiliger Einfluss auf die soziale Umwelt resultieren. Aus *systemischer Sicht* ist »Persönlichkeit« ein Konstrukt, das nur im sozialen Kontext Sinn hat (Gergen 1996). Jemand (z. B. ein Psychiater) gibt einer anderen Person die Diagnose einer Persönlichkeitsstörung als Resultat berichteter oder (in der Arzt-Patienten-Beziehung) erlebter problematischer Beziehungserfahrungen und suggeriert damit eine kontextunabhängige und chronifizierte Eigenschaft (Schweitzer u. von Schlippe 2006). Besonders ausgeprägt gilt das für die Borderline-Persönlichkeitsstörung; Betroffene tragen die Diagnose (»Ich bin Borderliner!«) oft geradezu vor sich her, um besondere Beachtung zu finden.

Bei Patienten mit einer *Borderline-Persönlichkeitsstörung* kann man meistens einen Zusammenhang zwischen traumatischen Kindheitserfahrungen und resultierenden Ängsten vor Verletzungen und Enttäuschungen beobachten. Es kommt es zu starken Stimmungsschwankungen, aggressiven und destruktiven Handlungen, Selbstverletzungen oder Suizidversuchen.

Borderline-Patienten pendeln in einem Entweder-oder-Muster zwischen Extremen (Ebbecke-Nohlen 2000) und kennen keine Grautöne. Sie sehen nur Schwarz oder Weiß, Gut oder Böse, Hoffnung oder Hoffnungslosigkeit. Wegen ihres starken Bedürfnisses nach Zuwendung werden sie unvorsichtig und vertrauen ihren Mitmenschen zu schnell mit einem hohen Enttäuschungsrisiko. Sie idealisieren andere zuerst, werten sie dann nach der ersten kleinen Enttäuschung ab und spalten dabei in Gut und Böse. Solche Verhaltensweisen laden andere dazu ein, sie als defizitär und gestört einzustufen. Diese Beschreibungen werden von den Betroffenen übernommen und führen zu einem Kreislauf der Selbstabwertung bis hin zu den Ideen: »Ich bin nicht liebenswert« oder »Ich habe es nicht verdient zu leben«. Die Selbst- und Fremdzuschreibungen und Gedankenkreisläufe werden zu einer sich selbst erfüllenden Prophezeiung und führen letztendlich zu einem Chronifizieren der Störung. Die größte Angst der Betroffenen ist, verletzt und zurückgewiesen zu werden, also die Angst vor dem, was sie in ihrer Kindheit an Schrecklichem erlebt haben. Deshalb sprechen sie Probleme mit anderen Menschen nicht an, sondern nehmen Schuld auf sich und ziehen sich zurück. Der Rückzug aus Angst vor Verletzungen führt dazu, dass sie nicht lernen, sich zu wehren und Konflikte zu klären, mit der Folge verstärkter Angst, verstärkten Rückzugs usw. Selbstverletzungen werden in dissoziativen Zuständen ausgeführt und können als besondere Kommunikationsform aufgefasst werden (Schleiffer 1998); der Patient muss durch die Handlung seine Kommunikationsabsicht nicht verbalisieren, sodass die Kommunikation auch nicht zurückgewiesen werden kann und andere (Angehörige, Arzt) reagieren müssen; so behält er die Kontrolle über seinen Körper und über die Gesprächsthemen, die nun Sorgen über seinen Zustand beinhalten. Die Überzeugung, dass man sich quälen muss, um von anderen bemerkt zu werden, kann sich zum Wunsch steigern, völlig autonom auf Anerkennung ganz zu verzichten und Bindungswünsche zu negieren – mit der Folge suizidaler Handlungen.

Die *systemische Therapie der Borderline-Störung* zielt darauf ab, den Kreislauf der Selbstabwertung mit Wertschätzung zu durchbrechen (Ruf 2005). Man kann die Selbstabwertung als positive Schutzreaktion deuten und damit positiv konnotieren. Beziehungstests können durchgesprochen werden, insbesondere auch die Frage, wie der Patient aktuell in der therapeutischen Beziehung Sicherheit bekommen kann. Eine Fokusverschiebung von der negativen Sichtweise auf die vergessenen Stärken und Ressourcen ist wichtig: »Was hat Ihnen geholfen, in dieser schwierigen Zeit über die Runden zu kommen? Wer war eine Stütze für Sie? Welche besonderen Fähigkeiten habe Sie sich dadurch erworben, die andere nie bekommen?« Bei vielen Borderline-Patienten bietet sich die Metapher des Stehaufmännchens an. Eine wertschätzende Haltung gegenüber den bisherigen Lösungsversuchen des Patienten ermöglicht schließlich eine Erörterung der Funktion und damit eine Kontextualisierung der Symptome. Man kann die Selbstverletzungen neben aller Problematik auch positiv sehen als eine im Moment noch notwendige Hilfe zum Abbau innerer Spannungen. Der soziale Rückzug kann Schutz sein und sollte erst aufgegeben werden, wenn bessere Alternativen zur Verfügung stehen. Das Aufgeben der Symptome kann bedeuten, dass der Betroffene sich bei Kränkungen mehr wehrt oder sich von problematischen Freunden trennt und in der Folge vielleicht allein ist; dann stellt sich die Frage, ob dieser Preis im Moment schon erträglich oder ob es noch zu früh ist für eine Veränderung. Es kann sinnvoll sein, das Muster des Schwankens zwischen Idealisierung und Entwertung zu entpathologisieren und als Teil des zu erwartenden Therapieprozesses vorherzusagen (Schweitzer u. von Schlippe 2006).

Die 20-jährige Frau E. hatte die Idee: »Wenn ich nicht auf mich aufmerksam mache, gehe ich unter.« Sie hatte zwei Selbstmordversuche und eine stationäre Behandlung hinter sich und verletzte sich selbst. Der Freund hatte sich gerade von ihr getrennt. Weil sie sich oft unverstanden fühlte, wurde sie immer wieder handgreiflich und setzte ihren »Sturkopf« durch, wie sie es selbst formulierte. Sie provozierte oft Streit, rastete aus und machte irgendwelche Dinge kaputt, erntete dafür Unverständnis ihrer Angehörigen und fühlte sich dann noch mehr unverstanden. Die Therapie dauerte 20 Sitzungen, über zwei Jahre verteilt. Wesentlich in der Therapie war, dass ich für ihr symptomatisches Verhalten und ihre dazu führenden Motive Verständnis zeigte und sie positiv konnotierte. Ich empfahl ihr eine regelmäßige Trauerarbeit bezüglich bisheriger Enttäuschungen. Durch zirkuläre Fragen wurde deutlich, dass den Eltern die Ablösung der Kinder schwerer fiel als den Kindern selbst. Deshalb gab ich ihr die Hausaufgabe, den Eltern ab und zu etwas Gutes zu tun. Sie sollte beobachten, wer in der Umgebung ihr guttut und wer nicht. Damit sie lernte, sich abzugrenzen, gab ich ihr die Hausaufgabe, übungsweise an geraden Tagen des Monats eher Ja zu sagen, an ungeraden Tagen eher Nein zu sagen und Unterschiede zu beobachten. Wichtig war gegen Ende der Therapie die Aufarbeitung ihres negativen Selbstbilds. Sie hielt sich für einen schlechten und nicht liebenswerten Menschen. Um ihre Sichtweise nicht zu entwerten, sondern daran anzuschließen, empfahl ich ihr, sich täglich fünf Minuten im Spiegel anzuschauen und als »schlechten Menschen« ertragen zu lernen. Sie war verblüfft, führte die Aufgabe aber durch. In der Sitzung danach meinte sie, die Aufgabe habe einen Schalter in ihr umgelegt; sie habe sich mit ihrer Denkweise befasst und gemerkt, dass sie doch gar nicht so schlecht sei, wie sie früher gedacht habe. Sie sei nun mit sich zufrieden. Am Ende der Therapie hatte sie sich schon lange nicht mehr selbst verletzt. Im Rückblick meinte sie, ihre Selbstmordversuche und Selbstverletzungen seien gut gewesen, um anderen zu zeigen, wie ernst die Situation gewesen sei. Jetzt mache sie es aber anders und sage deutlich, wenn ihr etwas wehtue; dann breche sie den Kontakt ab und sei nicht mehr Spielball von anderen. Früher sei sie wie eine Marionette gewesen, jetzt meine sie: »Entweder man mag mich, oder man mag mich nicht.« In den folgenden Jahren kam es noch zweimal zu Krisen mit einem kurzfristigen Rückfall in alte Denk- und Verhaltensmuster. Beim ersten Mal löste eine Kränkung durch Bekannte wieder Selbstzweifel aus, beim zweiten Mal eine Beziehungskrise. Beide Male reichten wenige Sitzungen aus, die Muster zu erkennen und bessere Lösungen zu finden.

Ähnlich wie beim Borderline-Syndrom, so bezieht sich auch bei den *anderen Persönlichkeitsstörungen* die Therapiemotivation Betroffener normalerweise darauf, ihre Denk- und Verhaltensweisen in der Therapie bestätigt zu sehen und somit ihr psychisches und soziales System zu stabilisieren. Deshalb laden sie den Therapeuten (wie auch ihre Partner und andere Personen ihres Umfelds) dazu ein, die komplementäre Position einzunehmen, um dadurch ihr Bild von sich und der Welt (wieder) stimmig zu machen.

Bei der *systemischen Therapie* (Ruf 2005; Kilian 2001) gewinnt die positive Konnotation der bisherigen Denk- und Verhaltensweisen mit Lob und Wertschätzung eine besondere Bedeutung. Damit widersteht der Therapeut der Einladung und weigert sich, die komplementäre Position zu besetzen, um dem Patienten die Möglichkeit einzuräumen, seine einseitige Sichtweise zugunsten der nun freien komplementären Position zu verändern. Im nächsten Schritt können die Verhaltensmuster und die (vom Patienten oft kontextunabhängig gesehenen) Probleme besprochen und kontextualisiert werden. Nach der Kontextualisierung kann die Metapher des Preises der bisherigen Denk- und Verhaltensweisen eingeführt werden. Alternative Denk- und Verhaltensweisen und deren Preis werden dann unter Wahrung einer Veränderungsneutralität (vgl. S. 51) besprochen.

Menschen mit einer *paranoiden Persönlichkeitsstörung* unterstellen anderen Böswilligkeit und lösen dadurch Ärger aus, was ihre Annahme bestätigt; die positive Konnotation des Misstrauens als notwendige Schutzmaßnahme und die therapeutische Aufforderung, auch gegenüber dem Therapeuten misstrauisch zu sein, stört in paradoxer Weise das Muster. *Schizoide Persönlichkeiten* schaffen sich durch schroffes und abweisendes Verhalten Distanz; therapeutisch kann der Preis für das Einzelgängertum gegen den Preis für das Aufgeben der Isolation abwogen werden. Menschen mit der Diagnose einer *dissozialen Persönlichkeitsstörung* stufen andere Menschen als schlecht ein und entwickeln keine Schuldgefühle für ihre Straftaten; manchmal kann eine Familientherapie (Tolan et al. 1986) den Sinn der Delinquenz für das Familiensystem klären und neue Wege im Umgang mit Aggressionen zeigen. *Histrionische Persönlichkeiten* gehen davon aus, sie seien im Grunde genommen unattraktiv, und unternehmen große Anstrengungen, um Bewunderung zu bekommen; therapeutisch führt die Aufgabe, die eigene Attraktivität und die Bemühungen um Bewunderung zu steigern, die bisher erfolglosen Bemühungen ad absurdum, sodass der Betroffene sie ohne Gesichtsverlust auch bleiben lassen kann; die Umdeutung, das Problem sei ein Zuviel an Hoffnung, dass andere die vermisste Bewunderung doch noch geben würden, kann die überhöhten Erwartungen an andere auf ein realistisches Maß bringen. *Narzisstische Persönlichkeiten* kompensieren ihr niedriges Selbstwertgefühl mit der Idee, sie seien etwas Besseres als andere, und erwarten eine Anerkennung ihres Sonderstatus; erfolgt stattdessen eine

Kränkung, reagieren sie mit Ärger oder einer depressiven Symptomatik mit dem Gefühl völliger Wertlosigkeit; im Vordergrund der Therapie stehen die positive Konnotation und eine lösungsorientierte Zukunftsplanung.

> Herr T., ein leitender Angestellter einer größeren Firma, schätzte seine Leistungen als etwas Besonderes ein und fühlte sich am Arbeitsplatz und im Privatleben nicht ausreichend gewürdigt. Bei Meinungsverschiedenheiten mit seiner Frau steckte er zurück, um die Harmonie nicht zu gefährden. In der Firma pflegte er gute Beziehungen zu Kollegen und Kunden und gab sich Mühe, niemanden zu enttäuschen, aber sein Chef gab ihm negative Rückmeldungen. Daraufhin geriet sein Selbstbild, etwas Besonderes zu sein, ins Wanken, er bekam Selbstzweifel, beurteilte nun auch selbst seine Leistungen negativ und wurde depressiv und aggressiv. Dann kam er in meine Behandlung. Sein problematisches Denkmuster war, die Wertmaßstäbe seiner Umwelt, speziell seines Chefs, zu übernehmen und nach diesen Maßstäben einseitig auch nur seine negativen Seiten zu sehen. Ich würdigte seine Leistungen und gab ihm die Hausaufgabe, sich die unterschiedlichen Wertmaßstäbe zu überlegen: seinen eigenen Wertmaßstab, den seiner Frau, seines Chefs und anderer wichtiger Personen. Bei der nächsten Sitzung hatte er sich detaillierte Gedanken gemacht und sah sein eigenes Handeln in einem neuen und besseren Licht. Ihm und auch seiner Frau waren im Leben andere Dinge wichtiger als die reinen Umsatzzahlen der Firma. Die von mir durch zirkuläre Fragen angeregte Relativierung verschiedener Wertmaßstäbe war für ihn eine wertvolle neue Information, die sein Selbstwertgefühl verbesserte.

Anankastische Persönlichkeiten befürchten katastrophale Folgen bei jedem Fehler, legen deshalb auf Ordnung besonderen Wert und kontrollieren ihre Partner und andere Personen im

Umfeld; therapeutisch kann die Zwanghaftigkeit als »Gewissenhaftigkeit« positiv konnotiert und die Idee des Preises dafür eingeführt werden; dann kann man zwischen Beibehalten und Aufgeben des Kontrollverhaltens abwägen. Menschen mit einer *ängstlichen Persönlichkeitsstörung* meiden Verantwortung und suchen Unterstützung und Ermunterung; bei der Behandlung ist es wichtig, die Seite der Nichtveränderung zu besetzen und die Vorteile des bisherigen Vermeidungsverhaltens zu betonen. Menschen mit der Diagnose einer *abhängigen Persönlichkeitsstörung* sehen sich als bedürftig, schwach und hilflos und glauben, eine starke Person zu brauchen, um überleben zu können; der Therapeut sollte die Seite des abhängigen Sichopferns besetzen, den Preis dafür einführen und gegen die mögliche Alternative eines autonomen Verhaltens abwägen.

3.18 Abnorme Gewohnheiten und Störungen der Impulskontrolle

Hier werden verschiedene seltene Störungen zusammengefasst, bei denen die Betroffenen von unkontrollierbaren Impulsen berichten, die sie zu Handlungen führen, die sie selbst oder andere schädigen.

Menschen mit einer *Spielsucht* (pathologisches Spielen) haben unrealistische Gewinnerwartungen; Gewinne werden überbewertet und Verluste unterbewertet. Das exzessive Spielverhalten führt wegen des hohen finanziellen Aufwands zu Schulden, Sorgen bezüglich der Zukunft und Schamgefühlen, die sich am effektivsten durch erneutes Spielen beheben lassen. In der Partnerschaft verschafft das Spielverhalten Distanz, ohne dass die Beziehung gefährdet würde, wenn der Partner/die Partnerin von einem nicht kontrollierbaren Verhalten ausgeht. Bei *pathologischem Stehlen* oder *Kaufen* steht ein Bedürfnis im Vordergrund, sich in Belastungssituationen selbst zu belohnen. Betroffene machen sich damit unabhängig von Belohnungen oder Aufmerksamkeiten durch die Umgebung.

Betroffene begeben sich oft erst bei Druck durch die Umgebung (Angehörige, Gericht) in eine Behandlung. Dann können unter Wahrung einer Veränderungsneutralität die Funktion des Symptoms und der Preis für seine Aufgabe durchgesprochen werden. Man unterstellt in der *systemischen Therapie*, dass der Patient sein Symptom durchaus kontrollieren kann, aber bisher gute Gründe hatte, dies nicht oder nicht immer zu tun.

4 Ausblick

Dass ressourcenorientierte systemische Modelle entstanden sind und sich langsam verbreiten, weckt Hoffnung. Psychische Störungen können in ihrer Komplexität mit der Systemtheorie und dem Konstruktivismus adäquat beschrieben und mit der systemischen Therapie hocheffektiv behandelt werden (von Sydow et al. 2007), während einseitige biologische wie auch einseitige psychosoziale Erklärungsmodelle die Spielräume der professionellen Helfer und der Patienten unnötig einengen. Vielleicht kann die Gesellschaft so weit kommen, eine postmoderne Meinungsvielfalt auch in der Psychiatrie als Bereicherung zu sehen und biologische, sozialpsychiatrische und ressourcenorientierte Theorien nebeneinander stehen zu lassen als sich gegenseitig ergänzende Beschreibungen komplexer Sachverhalte. Aus einer systemischen Metaposition heraus muss die Frage der Krankheitskonstrukte – einerseits Tendenz zur Pathologisierung, andererseits in der systemischen Therapie Entpathologisierung – kein Widerspruch sein.

> »Einem Ideal käme es nahe, das Hinzufügen einer Diagnose in einen Wachstums- beziehungsweise Gesundungsprozess als Hilfskonstrukt auf Zeit zu verstehen, ähnlich einem Katalysator, der ›eine Reaktion in Gang bringt oder beschleunigt und nach deren Ablauf unverbraucht daraus hervorgeht‹« (Weniger 2004).

Dann kann in der psychischen Störung neben dem Leiden auch die Chance der Veränderung gesehen werden.

Literatur

Abel, C., J. Schweitzer u. S. Matthäus (2009): Ein systemisch-lösungsorientiertes Präventionsprogramm. *Psychotherapie im Dialog* 10: 245–250.

Anderson, H. u. H. A. Goolishian (1990): Menschliche Systeme als sprachliche Systeme. *Familiendynamik* 15: 212–243.

Bateson, G. (1964): Die logischen Kategorien von Lernen und Kommunikation. In: G. Bateson (1981): Ökologie des Geistes. Frankfurt a. M. (Suhrkamp), S. 362–399.

Bateson, G. (1969): Krankheiten der Erkenntnistheorie. In: G. Bateson (1981): Ökologie des Geistes. Frankfurt a. M. (Suhrkamp), S. 614–626.

Beck, A. T. (1986): Kognitive Therapie der Depression. München/Weinheim (Psychologie Verlags Union), 2. Aufl.

Beck, A. T. u. G. Emery (1981): Kognitive Verhaltenstherapie bei Angst und Phobien. Eine Anleitung für Therapeuten. *Mitteilungen der DGVT* (Sonderheft II/1981).

Berg, I. K. u. S. D. Miller (1993): Kurzzeittherapie bei Alkoholproblemen. Ein lösungsorientierter Ansatz. Heidelberg (Carl-Auer), 7. Aufl. 2009.

Bieri, P. (2001): Das Handwerk der Freiheit. Über die Entdeckung des eigenen Willens. München/Wien (Carl Hanser), 8. Aufl. 2007.

Bittenbinder, E. (2000): Trauma und extreme Gewalt – Systemische Psychotherapie mit Überlebenden von Folter und die Bedeutung »innerer Bilder«. *Psychotherapie im Dialog* 1: 38–44.

Boscolo, L. u. P. Bertrando (1996): Systemische Einzeltherapie. Heidelberg (Carl-Auer), 2., korr. Aufl. 2000.

Boss, P., W. Caron, J. Horbal a. J. Mortimer (1990): Predictors of depression in caregivers of dementia patients: Boundary ambiguity and mastery. *Family Process* 29: 245–254.

Brandenburg, U. (1998): Systemisch-verhaltenstherapeutisch orientiertes Paargruppenkonzept zur Behandlung des Vaginismus. In: B. Strauß (Hrsg.): Psychotherapie der Sexualstörungen. Stuttgart/New York (Thieme), S. 100–110.

Brandenburg, U. u. H. J. Kersting (2001): Ein systemischer Zugang bei der Behandlung sexueller Störungen. *Psychotherapie im Dialog* 2: 261–269.

Brody, A. L., S. Saxena, P. Stoessel, L. A. Gillies, L. A. Fairbanks, S. Alborzian, M. E. Phelps, S.-C. Huang, H.-M. Wu, M. L. Ho, M. K. Ho, S. C. Au, K. Maidment a. L. R. Baxter (2001): Regional brain metabolic changes in patients with major depression treated with either paroxetine or interpersonal therapy. *Archives of General Psychiatry* 58: 631–640.

Bruner, J. (1990): Sinn, Kultur und Ich-Identität. Zur Kulturpsychologie des Sinns. Heidelberg (Carl-Auer).

Burisch, M. (2006): Das Burnout-Syndrom. Theorie der inneren Erschöpfung. Heidelberg (Springer). 3. Aufl.

Cecchin, G., G. Lane u. W. A. Ray (1993): Respektlosigkeit. Eine Überlebensstrategie für Therapeuten. Heidelberg (Carl-Auer) [Neuaufl. (2010): Respektlosigkeit. Provokative Strategien für Therapeuten. 5. Aufl.]

Clement, U. (1996): Sexuelle Kollusionen: Paardynamik in sexuell gestörten Partnerschaften. *System Familie* 9: 67–73.

Clement, U. (2004): Systemische Sexualtherapie. Stuttgart (Klett-Cotta).

Conen, M.-L. (1999): »Unfreiwilligkeit« – ein Lösungsverhalten. Zwangskontexte und systemische Therapie und Beratung. *Familiendynamik* 24: 282–297.

Conen, M.-L. u. G. Cecchin (2007): Wie kann ich Ihnen helfen, mich wieder loszuwerden? Therapie und Beratung mit unmotivierten Klienten und in Zwangskontexten. Heidelberg (Carl-Auer), 3. Aufl. 2011.

Deissler, K. J. (1982): Das Kübler-Ross-Phänomen in der Bewaltigung existentieller Krisen und deren Bedeutung für die Beratung in Ehekrisen. *Familiendynamik* 7: 368–374.

Dilling, H., W. Mombour u. M. H. Schmidt (Hrsg.) (1993): Internationale Klassifikation psychischer Störungen. ICD-10, Kapitel V (F): Klinisch-diagnostische Leitlinien. Bern/Göttingen/Toronto (Huber), 2. Aufl.

Ebbecke-Nohlen, A. (2000): Zur Organisation von Ambivalenz – Der systemische Ansatz in der Borderline-Therapie. *Psychotherapie im Dialog* 1: 36–45.

Fiedler, P. (2001): Dissoziative Störungen und Konversion. Trauma und Traumabehandlung. Weinheim (Beltz).

Fischer, H. R. (2009): Über das Marionettentheater. Ein kritischer Blick auf die Hirnforschung und die Möglichkeiten der Psychologie. *Familiendynamik* 34: 44–57.

Foerster, H. von (1999): Sicht und Einsicht: Versuche zu einer operativen Erkenntnistheorie. Heidelberg (Carl-Auer), Online-Ausgabe 2006.

Frankl, V. E. (1979): Der Mensch vor der Frage nach dem Sinn. München/Zürich (Piper).

Freeman, D. (2007): Suspicious minds: The psychology of persecutory delusions. *Clinical Psychology Review* 27: 425–457.

Freud, S. (1975): Trauer und Melancholie. [1915.] In: S. Freud: Psychologie des Unbewussten. Studienausgabe Bd. III: Conditio Humana. Frankfurt a. M. (Fischer).

Gergen, K. J. (1996): Das übersättigte Selbst. Identitätsprobleme im heutigen Leben. Heidelberg (Carl-Auer).

Gesetz über die Unterbringung psychisch Kranker (Unterbringungsgesetz – UBG) vom 11. April 1983. Die Regierung des Landes Baden-Württemberg. GB 1.1983: 133–141.

Glasersfeld, E. von (1997): Wege des Wissens. Konstruktivistische Erkundungen durch unser Denken. Heidelberg (Carl-Auer), 2. Aufl.

Goolishian, H. A. u. H. Anderson (1997): Menschliche Systeme. In: L. Reiter, E. J. Brunner u. S. Reiter-Theil (Hrsg.): Von der Familientherapie zur systemischen Perspektive. Berlin u. a. (Springer), 2. Aufl., S. 253–287.

Gröne, M. (1995): Wie lasse ich meine Bulimie verhungern? Ein systemischer Ansatz zur Beschreibung und Behandlung der Bulimie. Heidelberg (Carl-Auer), 5. Aufl. 2007.

Gunzelmann, T., E. Gräßel, C. Adler u. G. Wilz (1996): Demenz im »System Familie«. *System Familie* 9: 22–27.

Gürtler, K. (2006): Neuropsychotherapie bei Demenzerkrankungen. *Psychoneuro* 32: 87–92. Haken, H. (1981): Erfolgsgeheimnisse der Natur. Synergetik: Die Lehre vom Zusammenwirken. Stuttgart (Deutsche Verlagsanstalt). 2. Aufl.

Haken, H. (2003): Synergetik der Gehirnfunktionen. In: G. Schiepek (Hrsg.): Neurobiologie der Psychotherapie. Stuttgart (Schattauer), S. 80–103.

Hanson, B. G. (1989): Unvollständige Definition der Wirklichkeit: Ein Modell der senilen Demenz im Kontext. *Familiendynamik* 14: 291–303.

Hanswille, R. u. A. Kissenbeck (2008): Systemische Traumatherapie. Konzepte und Methoden für die Praxis. Heidelberg (Carl-Auer), 2., erw. Aufl. 2010.

Haselmann, S. (2008): Psychosoziale Arbeit in der Psychiatrie – systemisch oder subjektorientiert? Ein Lehrbuch. Göttingen (Vandenhoeck & Ruprecht).

Herrmann, P. (1992): Probleme im Umgang mit Medikamentenabhängigen in ambulanten und stationären Einrichtungen der Suchtkrankenhilfe. In: Deutsche Hauptstelle gegen die Suchtgefahren (Hrsg.): Medikamentenabhängigkeit. (Schriftenreihe zum Problem der Suchtgefahren, Bd. 34.) Freiburg im Br. (Lambertus). S. 30–42.

Hobfoll, S. E. (1989): Conservation of resources. A new attempt at conceptualizing stress. *American Psychologist* 44 (3): 513–524.

Huether, G. (1996): The central adaption syndrome: Psychosocial stress as a trigger for adaptive modifications of brain structure and brain function. *Progress in Neurobiology* 48: 569–612.

Huether, G., L. Adler u. E. Rüther (1999): Die neurobiologische Verankerung psychosozialer Erfahrungen. *Zeitschrift für Psychosomatische Medizin und Psychotherapie* 45: 2–17.

Johannsen, J. u. J. Fischer-Johannsen (2011): Systemische Therapie und Beratung für Familien mit einem Demenzkranken. *Familiendynamik* 36: 296–309.

Kast, V. (1977): Trauern. Phasen und Chancen des psychischen Prozesses. Stuttgart (Kreuz).

Keller, T. (1996): Systemisches Handeln im Alltag der psychiatrischen Klinik. In: T. Keller u. N. Greve (Hrsg.): Systemische Praxis in der Psychiatrie. Bonn (Psychiatrie), S. 323–340.

Keller, T. (2002): Kooperationsgespräche »im Chaos der psychotischen Kommunikation«. *Psychotherapie im Dialog* 3: 277–283.

Kernberg, O. F. (1975): Borderline-Störungen und pathologischer Narzißmus. Frankfurt a. M. (Suhrkamp).

Kilian, H. (2001): Zur systemischen Therapie bei »Persönlichkeitsstörungen«. *Familiendynamik* 26, 166–179.

Klapheck, K., S. Nordmeyer, H. Cronjäger, D. Naber a. T. Bock (2012): Subjective experience and meaning of psychoses: The German Subjective Sense in Psychosis (SUSE) Questionnaire. *Psychological Medicine* 42: 61–71.

Klein, R. (2002): Berauschte Sehnsucht. Zur ambulanten systemischen Therapie süchtigen Trinkens. Heidelberg (Carl-Auer), 3. Aufl. 2009.

Koster, E. H. W., E. Rassin, G. Crombez a. G. W. B. Näring (2003): The paradoxical effects of suppressing anxious thoughts during imminent threat. *Behaviour Research and Therapy* 41: 1113–1120.

Kraepelin, E. (2006): Hundert Jahre Psychiatrie. Ein Beitrag zur Geschichte menschlicher Gesittung. [1917.] Saarbrücken (VDM Verlag Dr. Müller) [Reprint].

Kübler-Ross, E. (1969): Interviews mit Sterbenden. Stuttgart/Berlin (Kreuz).

Lambert, M., T. Bock, D. Schöttle, D. Golks, K. Meister, L. Rietschel, A. Bussopulos, M. Frieling, M. Schödlbauer, M. Burlon, C. Huber, M. Pakrasi, G. Ohm, M. Sadre Chirazi-Stark, D. Naber a. B. Schimmelmann (2010): Assertive Community Treatment (ACT) as part of integrated care versus standard care: A 12-month trial in patients with first- and negatively selected multiple-episode schizophrenia-spectrum disorders treated with quetiapine IR. *Journal of Clinical Psychiatry* 71: 1313–1323.

Linares, J. u. C. Campo (2003): Familientherapie bei Depressionen. Heidelberg (Carl-Auer).

Löwe, B. u. U. Clement (1998): Somatoforme Störung und Körperbild – Eine vergleichende Studie. *Zeitschrift für Psychosomatische Medizin und Psychotherapie* 44: 268–278.

Luhmann, N. (1984): Soziale Systeme. Grundriß einer allgemeinen Theorie. Frankfurt a M. (Suhrkamp).

Maier, T. (2003): Wahnentwicklung aus Sicht der Luhmannschen Systemtheorie. *Nervenarzt* 74: 35–39.

Maturana, H. R. (1982): Autopoiese: Die Organisation lebender Systeme, ihre nähere Bestimmung und ein Modell. In: H. R. Maturana: Erkennen: Die Organisation und Verkörperung von Wirklichkeit. Braunschweig/Wiesbaden (Vieweg), S. 157–169.

McDaniel, S. H., J. Hepworth a. W. J. Doherty (1995): Medical family therapy with somaticizing patients: The co-creation of therapeutic stories. *Family Process* 34: 349–361.

McGowan P. O., A. Sasaki, A. C. D'Alessio, S. Dymov, B. Labonté, M. Szyf, G. Turecki a. M. J. Meaney (2009): Epigenetic regulation of the glucocorticoid receptor in human brain associates with childhood abuse. *Nature Neuroscience* 12 (3): 342–348.

Miller, G. u. S. de Shazer (1999): Lösungsorientierte Therapie als Gerücht. *Familiendynamik* 24: 4–28.

Miller, W. R. u. S. Rollnick (2004): Motivierende Gesprächsführung. Freiburg i. Br. (Lambertus), 3. Aufl. 2009.

Morschitzky, H. (2000): Somatoforme Störungen. Diagnostik, Konzepte und Therapie bei Körpersymptomen ohne Organbefund. Wien/New York (Springer).

Nardone, G. (1997): Systemische Kurztherapie bei Zwängen und Phobien. Bern/Göttingen/Toronto/Seattle (Hans Huber), 2. Aufl. 2003.

Nardone, G. (2003): Systemische Kurztherapie bei Ess-Störungen. Bern (Hans Huber).

Oestereich, C. (2011): Trauma und Lebenserzählung: Behandlungsmöglichkeiten in einer ressourcenorientierten kultursensiblen Psychiatrie. *Kontext* 42: 257–271.

Rechenberg-Winter, P. u. E. Fischinger (2008): Kursbuch systemische Trauerbegleitung. Göttingen (Vandenhoeck & Ruprecht).

Reich, G. (2003): Familientherapie der Essstörungen. Göttingen/Bern/Toronto/Seattle (Hogrefe).

Reich, G. u. C. Buss (2002): Familienbeziehungen bei Bulimia und Anorexia nervosa. *Familiendynamik* 27: 231–258.

Retzer, A. (1994): Familie und Psychose. Stuttgart/Jena/New York (G. Fischer).

Retzer, A. (2002): Passagen – Systemische Erkundungen. Stuttgart (Klett-Cotta).

Retzer, A. (2003): Systemische Psychotherapie: Theoretische Grundlagen, klinische Anwendungsprinzipien. In: H. J. Möller, G. Laux u. H.-P. Kapfhammer (Hrsg.): Psychiatrie und Psychotherapie. Berlin u. a. (Springer), 2. Aufl., S. 746–770.

Retzer, A. (2004): Systemische Familientherapie der Psychosen. Göttingen/Bern/Toronto/Seattle (Hogrefe).

Retzlaff, R., S. Beher, W. Rotthaus, J. Schweitzer u. K. von Sydow (2009): Systemische Therapie mit Erwachsenen, Kindern und Jugendlichen. Zum aktuellen Stand der Wirksamkeitsforschung. *Familiendynamik* 34: 284–295.

Richman, J. (1979): The family therapy of attempted suicide. *Family Process* 18: 131–142.

Rosenbaum, M. a. J. Richman (1970): Suicide: The role of hostility and death wishes from the family and significant others. *American Journal of Psychiatry* 126: 1652–1655.

Ruf, G. (2000): Systemische Psychiatrie – ein Praxiskonzept. Familiendynamik 25: 532–550.

Ruf, G. D. (2005): Systemische Psychiatrie. Ein ressourcenorientiertes Lehrbuch. Stuttgart (Klett-Cotta).

Saß, H., H.-U. Wittchen u. M. Zaudig (1996): Diagnostisches und statistisches Manual psychischer Störungen DSM-IV. (Deutsche Bearbeitung und Einleitung.) Göttingen/Bern/Toronto/Seattle (Hogrefe).

Schleiffer, R. (1995): Selbsttötung als Versuch der Selbstrettung. Zur Funktion suizidaler Handlungen bei Jugendlichen. *System Familie* 8: 243–254.

Schleiffer, R. (1998): Zur Funktion selbstschädigenden Verhaltens. *System Familie* 11: 129–137.

Schlippe, A. von u. J. Schweitzer (1996): Lehrbuch der systemischen Therapie und Beratung. Göttingen (Vandenhoeck & Ruprecht), 3. Aufl. 1997.

Schmidt, G. (1988): Rückfälle von als suchtkrank diagnostizierten Patienten aus systemischer Sicht. In: J. Körkel (Hrsg.): Der Rückfall des Suchtkranken. Flucht in die Sucht? Berlin/Heidelberg/New York (Springer), S. 173–213.

Schumacher, B. (2008): Systemische Angsttherapie – in einer Sitzung. Teil I. *Familiendynamik* 33: 16–33.

Schweitzer, J. (1995): Kundenorientierung als systemische Dienstleistungsphilosophie. *Familiendynamik* 20: 292–313.

Schweitzer, J. u. E. Nicolai (2010): SYMPAthische Psychiatrie. Handbuch systemisch-familienorientierter Arbeit. Göttingen (Vandenhoeck & Ruprecht).

Schweitzer, J. u. A. von Schlippe (2006): Lehrbuch der systemischen Therapie und Beratung II. Das störungsspezifische Wissen. Göttingen (Vandenhoeck & Ruprecht).

Schweitzer, J. u. B. Schumacher (1995): Die unendliche und die endliche Psychiatrie: Zur (De-)Konstruktion der Chronizität. Heidelberg (Carl-Auer). Ralf

Schweitzer, J., B. Schumacher, R. Bürgy, P. Blum, U. Heilmann-Geideck, P. Klein, W. Leitz, K. Müller, F. Pauschert, C. Schmich, L. Schmitt u. W.-D. Zollmann (1992): Systemisches Arbeiten in Psychiatrischen Rehabilitationsprojekten. Bericht über ein Forschungsseminar. Familiendynamik 17: 246–272.

Seikkula, J. u. M. E. Olson (2006): Der Ansatz des Offenen Dialogs bei akuter Psychose: Seine »Poetik« und »Mikropolitik«. Zeitschrift für systemische Therapie und Beratung 24: 183–197.

Seikkula, J., T. E. Arnkil a. E. Eriksson (2003): Postmodern society and social networks: Open and anticipation dialogues in network meetings. *Family Process* 42: 185–203.

Seligman, M. E. P. (1992): Erlernte Hilflosigkeit. Weinheim (Psychologie Verlags Union), 4. Aufl.

Selvini Palazzoli, M., L. Boscolo, G. Cecchin u. G. Prata (1975): Paradoxon und Gegenparadoxon. Ein neues Therapiemodell für die Familie mit schizophrener Störung. Stuttgart (Klett-Cotta).

Selvini Palazzoli, M., L. Boscolo, G. Cecchin u. G. Prata (1981): Hypothetisieren – Zirkularität – Neutralität: Drei Richtlinien für den Leiter der Sitzung. *Familiendynamik* 6: 123–139.

Selvini Palazzoli, M., S. Cirillo, M. Selvini u. A. M. Sorrentino (1992): Die psychotischen Spiele in der Familie. Stuttgart (Klett-Cotta)

Selvini Palazzoli, M., S. Cirillo, M. Selvini u. A. M. Sorrentino (1999): Anorexie und Bulimie: Neue familientherapeutische Perspektiven. Stuttgart (Klett-Cotta).

Shields, C. G. (1992): Family interaction and caregivers of Alzheimer's disease patients: Correlates of depression. *Family Process* 31: 19–33.

Signer-Fischer, S. (2001): Die Bedeutung der Erinnerung für das Individuum – Umgang mit traumatischen Erlebnissen. In: W. Rotthaus (Hrsg.): Systemische Kinder- und Jugendlichenpsychotherapie. Heidelberg (Carl-Auer), 4. Aufl. 2013, S. 436–445.

Simon, F. B. (1988): Unterschiede, die Unterschiede machen. Klinische Epistemologie: Grundlage einer systemischen Psychiatrie und Psychosomatik. Heidelberg (Springer).

Simon, F. B. (1990): Meine Psychose, mein Fahrrad und ich. Zur Selbstorganisation der Verrücktheit. Heidelberg (Carl-Auer), 13. Aufl. 2012.

Simon, F. B. (1995): Die andere Seite der Gesundheit. Ansätze einer systemischen Krankheits- und Therapietheorie. Heidelberg (Carl-Auer), 3., korr. u. überarb. Aufl. 2012.

Simon, F. B. u. G. Weber (1992): Vorfall oder Rückfall. Über den systemischen Umgang mit wiederkehrenden Verhaltensweisen. *Familiendynamik* 17: 93–99.

Simon, F. B., U. Clement u. H. Stierlin (2004): Die Sprache der Familientherapie. Ein Vokabular. Kritischer Überblick und Integration systemtherapeutischer Begriffe, Konzepte und Methoden. Stuttgart (Klett-Cotta), 6. Aufl.

Spencer-Brown, G. (1969): Laws of form. Portland (Cognizer).

Stierlin, H. (1981): Die »Beziehungsrealität« Schizophrener. *Psyche* 35: 49–65.

Sydow, K. von, S. Beher, R. Retzlaff u. J. Schweitzer (2007): Die Wirksamkeit der Systemischen Therapie/Familientherapie. Göttingen/Bern/Wien/Toronto/Seattle/Oxford/Prag (Hogrefe).

Textor, M. (1989): Drogensucht und Familie. *Familiendynamik* 14: 13–26.

Thomasius, R., B. Gemeinhardt u. A. Schindler (2000): Familientherapie und systemische Therapie bei Suchterkrankungen. In: R. Thomasius (Hrsg.): Psychotherapie der Suchterkrankungen. Stuttgart/New York (Thieme), S. 122–146.

Thomasius, R., A. Schindler u. P.-M. Sack (2002): Familiendynamische und -therapeutische Aspekte des Drogenmissbrauchs in der Adoleszenz. *Familiendynamik* 27: 297–323.

Tolan, P. H., R. E. Cromwell a. M. Brasswell (1986): Family therapy with delinquents: A critical review of the literature. *Family Process* 25: 619–649.

Tretter, F. (2001): Drogeneffekte aus pharmakologischer und neurobiologischer Sicht. In: F. Tretter u. A. Müller (Hrsg.): Psychologische Therapie der Sucht. Göttingen/Bern/Toronto/Seattle (Hogrefe). S. 73–98.

Wächtler, C. u. A. Feige (unter Mitarbeit von J. Lange u. M. Zeidler) (2005): Psychotherapeutische Konzepte bei Demenz. *Psychotherapie im Dialog* 6: 295–303.

Watzlawick, P., J. H. Weakland u. R. Fisch (1974): Lösungen. Zur Theorie und Praxis menschlichen Wandels. Bern/Stuttgart/Wien (Huber).

Weber, G. u. H. Stierlin (1989): In Liebe entzweit. Die Heidelberger Familientherapie der Magersucht. Reinbek bei Hamburg (Rowohlt).

Weniger, T. (2004): Krankheitskonstrukte. Zwischen hilfreicher Diagnose und Stigma. *Deutsches Ärzteblatt* 101 (39): A2597–A2598.

White, M. u. D. Epston (1989): Die Zähmung der Monster. Literarische Mittel zu therapeutischen Zwecken. Heidelberg (Carl-Auer), 6. Aufl. 2009 [Die Zähmung der Monster. Der narrative Ansatz in der Familientherapie].

Willi, J. (1990): Die Zweierbeziehung. Spannungsursachen, Störungsmuster, Klärungsprozesse, Lösungsmodelle. Reinbek bei Hamburg (Rowohlt).

Wissenschaftlicher Beirat Psychotherapie nach § 11 PsychThG (2009): Gutachten zur wissenschaftlichen Anerkennung der Systemischen Therapie. *Deutsches Ärzteblatt* 106 (5): A208-A211.

Wittgenstein, L. (1984): Philosophische Untersuchungen. In: L. Wittgenstein: Werkausgabe Bd. 1. Frankfurt a. M. (Suhrkamp).

Zubin, J. a. B. Spring (1977): Vulnerability – A new view of schizophrenia. *Journal of Abnormal Psychology* 86: 103–126.

Über den Autor

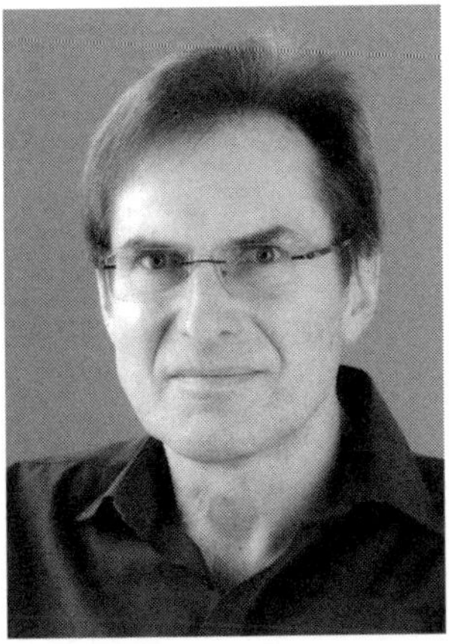

Gerhard Dieter Ruf, Dr. med., Facharzt für Neurologie und Psychiatrie, Psychotherapie mit eigener Praxis, Systemischer Therapeut (IGST, SG, DGSF), langjährige Klinikerfahrungen im psychiatrischen und psychotherapeutischen Bereich, zahlreiche Veröffentlichungen über systemische Psychiatrie. Lehrender für Systemische Therapie und Beratung (DGSF) beim *Bodensee-Institut für Systemische Therapie und Beratung*. Arbeitsschwerpunkte: systemische Psychiatrie, systemische Therapie bei psychiatrischen Störungen.

Kontakt: www.psych-asperg.de

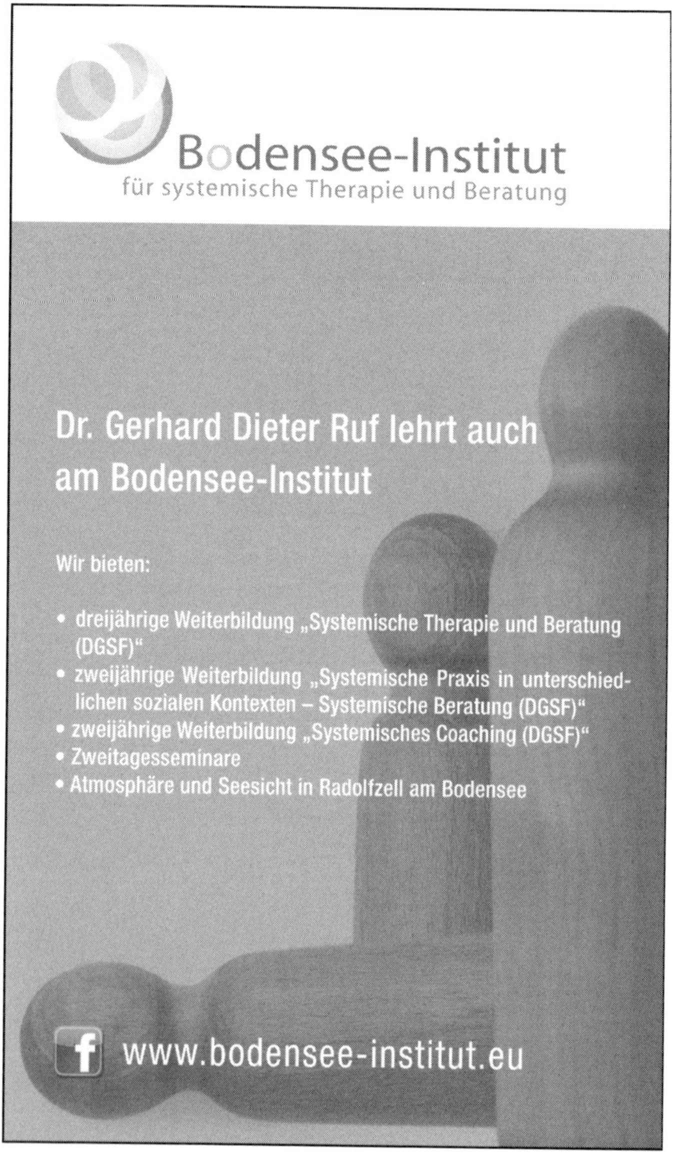
Bodensee-Institut
für systemische Therapie und Beratung
Dr. Gerhard Dieter Ruf lehrt auch am Bodensee-Institut
Wir bieten:
• dreijährige Weiterbildung „Systemische Therapie und Beratung (DGSF)“
• zweijährige Weiterbildung „Systemische Praxis in unterschiedlichen sozialen Kontexten – Systemische Beratung (DGSF)“
• zweijährige Weiterbildung „Systemisches Coaching (DGSF)“
• Zweitagesseminare
• Atmosphäre und Seesicht in Radolfzell am Bodensee
www.bodensee-institut.eu